U0345529

國家古籍出版

專項經費資助項目

全漢三國六朝唐宋方書輯稿

顧問　余瀛鰲

食醫心鑑

唐·昝殷　撰

范行準　輯佚

梁　峻　整理

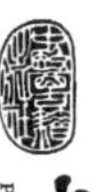

中醫古籍出版社
Publishing House of Ancient Chinese Medical Books

圖書在版編目（CIP）數據

食醫心鑑 /（唐）昝殷撰；范行準輯佚；梁峻整理
.—北京：中醫古籍出版社，2022.12
（全漢三國六朝唐宋方書輯稿）
ISBN 978-7-5152-2615-6

Ⅰ.①食… Ⅱ.①昝… ②范… ③梁… Ⅲ.①食物療法—中國—唐代 Ⅳ.① R247.1

中國版本圖書館 CIP 数据核字（2022）第 227841 號

全漢三國六朝唐宋方書輯稿
食醫心鑑　唐·昝殷　撰
范行準　輯佚　梁峻　整理

策劃編輯　鄭　蓉
責任編輯　李　炎
封面設計　牛彦斌
出版發行　中醫古籍出版社
社　　址　北京市東城區東直門内南小街 16 號（100700）
電　　話　010-64089446（總編室）010-64002949（發行部）
網　　址　www.zhongyiguji.com.cn
印　　刷　廊坊市鴻煊印刷有限公司
開　　本　850mm × 1168mm　32 開
印　　張　4.625
字　　數　28 千字
版　　次　2022 年 12 月第 1 版　2022 年 12 月第 1 次印刷
書　　號　ISBN 978-7-5152-2615-6
定　　價　28.00 圓

序

在國家古籍整理出版專項經費資助下，《范行準輯佚中醫古文獻叢書》十一種合訂本于二〇〇七年順利出版。由於經費受限，范老的輯稿沒有全部整理付梓。學界專家看到這十一種書的輯稿影印本後，評價甚高，建議繼續籌措經費出版輯稿。有人建議合訂本太厚，不利于讀者選擇性地購讀，故予改版分冊出版（其中包括新整理本）。

中國醫藥學博大精深，存留醫籍幾近中華典籍的三分之一。究其原因，昔秦始皇焚書，『所不去者，醫藥卜筮種樹之書』。漢興，經李柱國和向歆父子等整理，《漢書·藝文志》收載方技（醫藥）類圖書，分醫經、經方、房中、神仙四類，二〇五卷，歷經改朝換代、戰事動蕩，醫籍忽聚忽散，遭受所謂『五厄』『十厄』之命運。然而，由於引經據典是古人慣常的行文方法，所以『必托之于神農黃帝而後能入説』。前代或同代醫籍被他人引用、注明出處便構成傳承的第一個環節。唐代醫學、文獻學大家王燾就是這個環節的楷模。正是由於這個引用環節的存在，爲輯佚奠定了基礎，即一旦被引用的醫籍散佚，還可以從引用醫籍中予以輯録，這是傳承的第二個環節。范行準先生集平生精力，輯佚出全漢三國六朝唐宋方書七十一種。其中毛筆小楷輯稿五十八種一二二册，鋼筆輯稿十三種十三册。除其中有人已輯佚出版或輯稿内容太少外，本套書收載的是從未面世的輯佚稿計二十多種，十分珍貴。爲方便今人理解，特邀專家爲每種書作解題，同時也適度包含考證考異内容，前後呼應，以體現這套叢書的相對整體性。

輯稿作爲珍貴的資源，一是因爲它靠人力從大量存世文獻中精審輯出包括今人不易看到的内容。以《删繁方》爲例，該書有若干内容引自《華佗録袟》，不僅通過輯稿可以看清《删繁方》原貌，而且據此還可以看到《華佗録袟》的部分内容。這不僅對當今學術的古代溯源循證具有重要價值，對未來學術傳承也具有重大意義。二是雖然輯稿不一定能恢復原書全貌，或辨清原書作者、成書年代等項仍存在大量需要考證考異的問題，但正是這些不完善之處，却給後世學者提出了有學術研究價值的問題，如《華佗録袟》冠名華佗，而華佗因不與曹操合作遇害，留存文獻本就不多，即使存世的華佗《中藏經》，時至今日仍有爭議，那么，《華佗録袟》的眞正作者是誰？輯稿提供的線索對進一步考明其眞相也有意義。

范老輯稿大多依據唐代文獻學家王燾《外臺秘要》中著録的引用文獻出處輯出，但又不是全部，部分學術内涵還有《醫心方》《華佗録袟》等古文獻著録的線索。以此爲例，王燾原創的方法正是胡適先生所謂『歷史觀察方法』的學術源頭實例，也是文藝復興以來科學研究强調觀察和實驗兩個車輪之一。所謂觀察，不是針對一時一地的少量事物，而是大樣本長時段的歷史性觀察。天文學的成果就是通過這種方法取得的。中醫學至今還在使用這種方法。所謂聚類，本來是數理統計學中多元分析的一個分支，但用在文獻聚類中也是行之有效的方法。因爲中醫的藏象學說本身就是取類比象，其辨證也多采用類辨、象辨等方法，再説《周易·系辭》早就告誡人們『方以類聚』，聚類思想當然也是中醫藥學優秀文化傳統。梁峻教授申請承擔國家軟科學研究計劃『中醫歷史觀察方法的聚類研究』（2009GXQ6B150），圍繞文獻的引用、被引用以及圖書散佚、輯佚等基本問題，運用聚類原理，應用計算機技術，從理論到實踐，闡述了中醫學術傳承中的文獻傳承范式，揭示了歷史觀察方法的應用價值。

輯稿既然在文獻傳承中具有關鍵作用，二〇一五年，經中醫古籍出版社積極響應，以《全漢三國六朝唐宋方書輯稿》爲題，又申請到國家古籍整理出版專項經費。以此爲契機，項目組成員重振旗鼓，經共同努力，將二十種散佚古籍之輯稿，重新整理編撰爲二十册，并轉換成繁體字版，以便於臺港澳地區以及日本等國學者參閲。值此輯稿即將付梓之際，本人聊抒感懷以爲序！

中國中醫科學院中國醫史文獻研究所原所長、

榮譽首席研究員、全國名中醫

余瀛鰲

戊戌年初秋于北京

原序

追求健康長壽是人類共同的夙願。秦皇漢武雖曾尋求過長生不死之藥，然而，死亡却公平地對待他們和每一個人。古往今來，人類爲延緩死亡、提高生存質量付出過巨大努力，亦留下許多珍貴醫籍。其承載的知識，乃是人們長期觀察積累、分析判斷、思辨應對的智慧結晶，并非故紙一堆，有可利用的一面。

醫籍損毁的人爲因素少。始皇不焚醫書，西漢侍醫李柱國和向歆父子對醫籍都進行過整理，但由於戰亂等各種客觀原因，醫籍和其他典籍一樣忽聚忽散，故有『五厄』『十厄』等説。宋以前醫籍散佚十分嚴重。就輯佚而言，章學誠認爲，自南宋王應麟開始，好古之士踵其成法，清代大盛。然輯佚必須辨僞，即甄别軼文僞誤、訂正編次錯位、校注貼切，否則，愈輯愈亂。

已故著名醫史文獻學大家范行準先生，生前曾在《中華文史論叢》第六輯發表《兩漢三國南北朝隋唐醫方簡録》一文。該文首列書名，次列書志著録，再次列撰人，最後列據輯諸書，將其所輯醫籍給出目録，使讀者一目了然。由於種種原因，范行準先生這批輯稿未能問世。近年，范行準先生之女范佛嬰大夫多次與筆者商討此批輯稿問世問題，筆者也曾和洪曉、瑞賢兩位同事拜讀輯稿并委托洪曉先生撰寫整理方案，雖想過一些辦法，均未果。去年，經鄭蓉博士選題、劉從明社長批準上報申請出版補貼，國家古籍整理出版規劃領導小組成員余瀛鰲先生斡旋得以補貼。于是，由余先生擔任顧問，筆者與洪曉、曉峰兩位同事分工核實資料、撰寫解題，劉社長和鄭博士負責整理編排影印輯稿，大家共同努力，終于使第一批輯稿得以問世。

本次影印之輯稿，精選晉唐方書十一種二十册，上自東晉《范東陽方》，下迄唐代《近效方》，多屬未刊印之輯複者。各書前寫有解題，説明考證相關問題、介紹内容梗概、提示輯稿價值等。其中，《删繁方》《經心録》《古今録驗方》《延年秘録》之解題由李洪曉撰寫，《纂要方》《必效方》《廣濟方》《産寶》《近效方》之解題由胡曉峰撰寫。爲保持輯稿原貌，卷次闕如、内容散漫者，仍依其舊。所收《删繁方》一書，雖作者謝士泰生平里籍考證不詳，但其内容多引自佚書《華佗録袟》，該書存有中醫理論在古代的不同記載，如皮、肉、筋、骨、脈、髓之辨證論治方法等。現代著名中醫學家王玉川先生曾提示筆者要重視此書的研究，筆者亦曾研讀，并指導幾位研究生從不同角度開展工作，多有收穫。

范行準先生之輯稿，均很珍貴，具有重要的文獻與研究價值。此次影印出版，定名爲《范行準輯佚中醫古文獻叢書》，其他輯佚图書將陸續影印出版。筆者相信，輯稿影印本問世，對深入研究晉唐方書必將産生重要作用。欣喜之際，謹寫此文爲序。

梁　峻

二〇〇六年夏於北京

《食醫心鑑》解題

（王光涛撰　梁峻修改）

《食醫心鑑》，又名《食醫心鏡》，三卷，約成書於公元九世紀，唐·昝殷（約七九七—八五九）撰，是一部內容較全面、系統的食療著作，集錄食品治病之方，詳載用量、服法，多切實用，有許多醫書引用其內容，如《證類本草》就引用其百餘條。原書宋代後佚。羅振玉（一八六六—一九四〇）『光緒辛丑（一八四一）遊日本』，發現日本多紀元堅（一七九五—一八五七）校勘過的輯佚本，於是帶回國內，由東方學會刊於一九二四年。據陝西中醫藥大學姜輝先生報導：羅振玉從日本帶回並由東方學會出版的輯佚本『全書共收錄食方二百一十一首，以其所治疾病分為十三類』。范行準先生則從《證類本草》《醫方類聚》《經驗良方》《聖惠方》《備預百藥方》《壽親養老書》《衛生易簡方》《肘後壽域神方》《諸病源候論》《神巧萬全方》等書引用內容中輯錄，別具一格。儘管范老輯稿與日本人輯稿不完全相同，但為使該書的輯稿更加全面完善，影印出版范老的輯稿仍有重要價值。

全書包括中風疾狀食治、諸氣食治、心腹冷痛食治、腳氣食治、脾胃氣弱不多下食食治、婦人妊娠諸病及產後食治、小兒諸病食治等十六個食治專題。范行準先生共剪貼《食醫心鏡》方一百二十七首。具體概況如下：

治一切風寒濕痹方一首：蒼耳子煎湯，去滓服。

論中風疾狀食治方二十四首：葛粉索餅方、粟米粥方、冬麻子粥方、薏苡仁粥方二、白粱米飯、蒸驢頭方、蒸烏驢皮方、蒸羊頭肉方、熊肉腤臢方、大豆妙方、烏雌雞羹方、蒸鹿蹄方、蒸蒼耳菜方、蒸牛蒡葉方、驢頭酒方、牛膝浸酒方、虎脛骨浸酒方、烏粘子浸酒方、石英磁石浸酒方、野駝脂酒方、雁脂酒方、薯蕷酒方、巨勝酒方、槐葉茶方。

諸氣食治方六首：訶梨勒茶方治下氣消食。吳茱萸粥方治心腹冷氣，又心刺肋痛。高良姜粥方治心腹冷結，或遇寒風及喫生冷即發動。蜀椒醋方治冷氣，心腹結痛，嘔不下食。紫蘇子粥方治冷氣，心腹脹滿，不能下食。醋咽橘皮方治胸中伏熱。

論心腹冷痛食治方二首：桃仁粥方治冷氣心痛，發動無時，不能下食。華撥粥方治心腹冷痛，妨脹不能下食。

論腳氣食治諸方二十首：豬肝方三首。豬脊骨臀上肉方、紫蘇子粥方、郁李薏米粥方、冬麻子粥方、蒸水牛頭蹄方、鯉魚羹方、煮馬齒菜方、馬齒菜粥方、生栗子方、豬腎粥方、熊肉方、烏雞羹方、豉心酒方、黑豆酒方、鹿蹄牛膝菜方、木瓜湯方、人參茯苓湯方各一首。

論脾胃氣弱不多下食食治諸方十一首：白羊肉索餅方、蓴菜（蒓菜）鯽魚羹方、鶻突羹方、釀豬肚方、雞子溲麵索餅方、薑汁溲麵索餅方、羊脊骨粥方、粟米粉方、羊乳方、虎肉方、生薑地黃湯方各一首。

論五種噎病食治諸方八首：羊肉索餅方、黃雌雞索餅方、烏雌雞肉方、崖蜜方、蜜姜方、蜀椒方、桂心粥方、舂杵頭糠方各一首。

論消渴飲水過多小便無度食治諸方十二首：杞桑生麥飲、黃雌雞粥、野貓飲、豬肚飲、兔骨飲、蒸鹿頭方、牛乳方、消渴口幹方、豆豉飲、小麥粥、青小豆粥、雞腸方各一首。

治十水腫諸方九首：羊肉當歸臛，水牛蹄方、水牛尾方、牛肉方、猯豬肉粥、猯豬肉羹、鯉魚方、黑豆方、大豆方各一首。

論七種淋病食治諸方十五首：冬麻子粥、葵菜粥、蘇漿水粥、榆白皮索餅、車前葉羹、車前葉生地汁、蒲桃煎、冬瓜羹、青頭鴨羹、青粱子米粥、水牛肉羹、青小豆方、青小豆粥、梟葵粥、黃雌雞粥各一首。

妊娠食療方二首，其中治療妊娠腹中痛方一首，治療妊娠損動方一首。

治產後風虛，五緩六急，手足頑痹，頭旋眼眩，血氣不調方一首。

治諸瘡敗生肌食療方、治下血方、治膚癢方、治骨蒸方、治噎、噫、嘔吐方、辟厲辟惡、五淋、益氣養神方和治五臟邪氣方各一首。

治黃疸方、治眼病方、治蟲螫方、治癇證方、益丈夫興陽、療小便不利和治溲數方各二首。治頭風方、治腳氣方、治霍亂方、除煩方和其他各三首。治療外症方和治脾胃虛弱方各四首。治咳嗽方和療五痔食療方各五首。食忌方和除煩方各六首。治痹攣方七首。治水腫方八首。下氣食治方和止痢方各九首。治消渴方十首。治小兒病方十一首。治小便方五首。其中包括：治下焦虛冷小便多數無力，生薯蘖酒方一首。小便多數，瘦損無力，羊胰羹方二首、小豆葉羹方一首。止小便，雞腸菜羹方一首。

范行準先生輯複之稿本，共一冊。該版本無序言，無目錄，首即見正文。版高 14.7cm，寬 11.3cm，每半頁 9 行，行 17 字。單魚尾，四周單欄。首頁右下有陽刻印章一枚，鐫有『行準手輯古逸醫方』八個字。版心魚尾上為全漢三國六朝唐宋醫方，下為『棲芬室』。該書稿用行楷書寫，字體工整流暢。該書較全面地蒐集了原書內容，並有序加以排列、校勘，雖未複全豹，但為今人研習《食醫心鑑》創造了條件，也為該輯稿與日本人輯稿互參、補充奠定了基礎。

目錄

食醫心鑑

治一切風寒濕痺經驗良方風濕痺備預百要方同四肢拘攣右蒼耳子三兩為末水一升半煎七合去滓服百要方同良方七分類聚卷二十三諸風門十一葉九十三◎據經驗良方輯

論中風疾狀食治諸方

黃帝曰歲之所以多風疾之病者何氣使然師曠對曰此八正之候常以冬至之日風從

南方来者名為虛風賊傷人者也以夜至萬
民皆卧而不犯之也故其歳萬民少病以其
晝至萬民懈墮而皆中於風故萬民多病虛
邪入客於骨骨而不發於外至於立春氣大
發腠理立春之日風從西来者萬民皆中於
虛風邪相摶經氣絶代故諸逢其風而民之
遇其雨者名遇風歳露焉因歳之和少賊風
無病死者歳多賊風邪之氣寒溫不適則多
病矣風從南来者名曰大弱其傷人也内舍

於心外舍於脉其氣主為熱風從西南方
來者名曰謀風其傷也內舍於脾外舍於肌
肉其氣主為弱風從西方來者名曰剛風其
傷也內舍於肺外在皮膚其氣主為燥風從西
北方來者名曰折風其傷人也內舍於小腸
外手太陽之脉脉絶則泄閉則結不通則善
暴死風從北方來者名曰大剛之風其傷也
內舍於腎外在骨肉及膂筋脉其氣主為寒
痺風從東北方來者名曰凶風其傷人也內

舍於腸外，主兩脇腋骨下及四肢。其風從東方來者，名曰嬰兒之風，其傷人內舍於脾外，主筋筋細其氣為濕。脾風從東南方來者，名曰弱風，其傷人也，內舍於胃外在於肉，其氣主為體重。凡八風者，皆從其虛之鄉來，乃能病人。三虛相搏，則為暴病卒死。兩實一虛，則為淋露寒熱。犯其兩濕之地，則為痿。故聖人避邪風如避矢石，其三虛而偏中於邪風，則為擊仆偏枯矣。

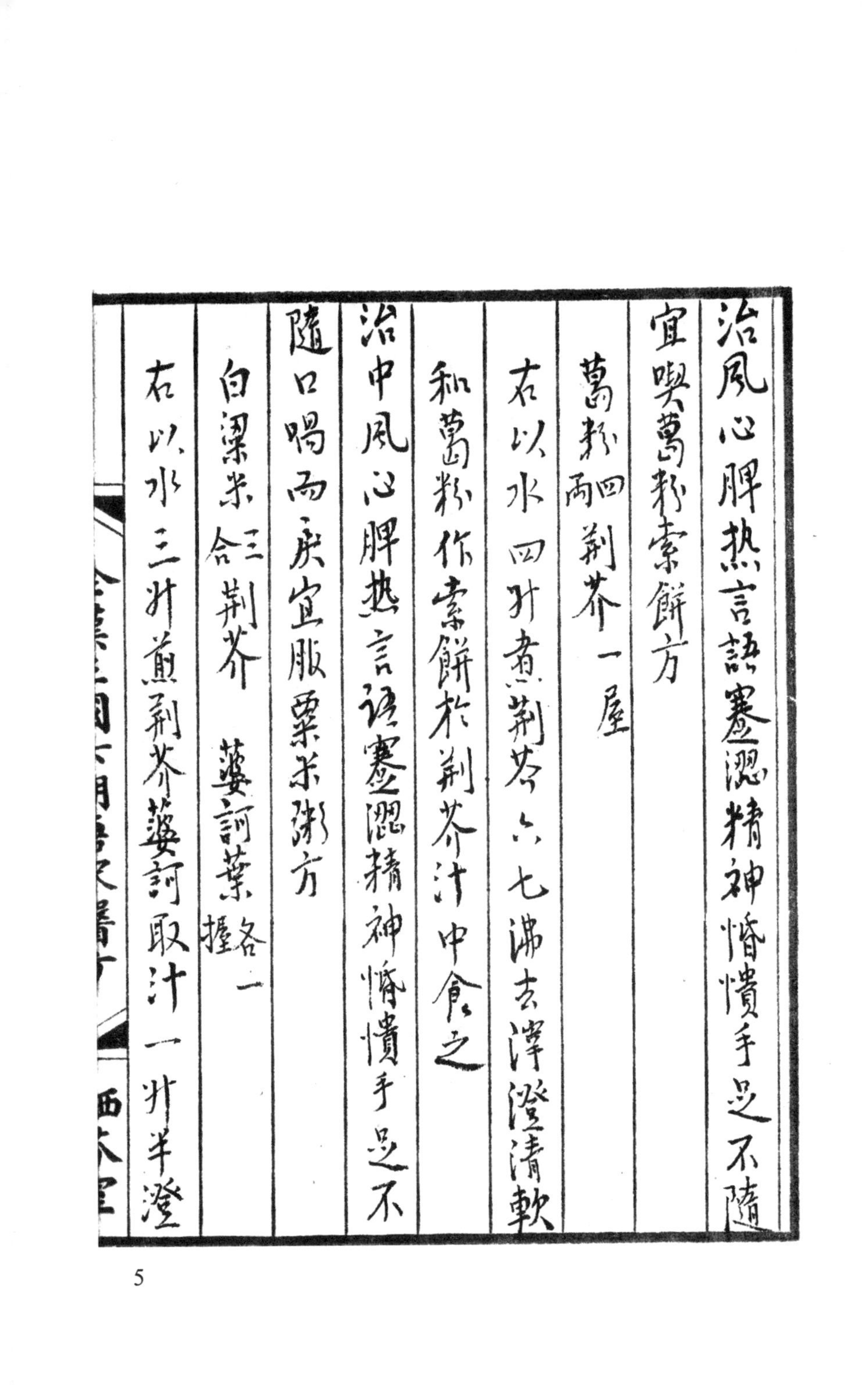

治風心脾热言語蹇澀精神惛憒手足不隨

宜喫葛粉索餅方

葛粉四兩 荊芥一握

右以水四升煮荊芥六七沸去滓澄清軟

和葛粉作索餅於荊芥汁中食之

治中風心脾熱言語蹇澀精神惛憒手足不

隨口喝而痰宜服粟米粥方

白粱米三合 荊芥 蔢訶葉各一握

右以水三升煎荊芥蔢訶取汁一升半澄

濾投米煮粥空心[illegible]食之（備預百要方同）

治中風五藏擁熱言語蹇澀手足不隨神情冒昧大腸澀滯宜喫冬麻子粥方

冬麻子（半斤）　白米（三合）

右以水二升研濾麻子取汁煮粥空心食之（備預百要方同）

治中風言語蹇澀手足不隨大腸擁滯（聖惠方此下有筋脉拘急四字）宜食薏苡人粥方

薏苡人（三合）　冬麻子（半升）

右以水三升三大盞研濾麻子取汁用煮聖惠方

薏苡人煮粥空心食之備預百要方同

治中風手足不隨言語蹇澀嘔吐煩懆惛憒

不下方聖惠方不下食宜喫葛粉粥方

白粱米飯半升以漿水浸葛粉四兩

右濾出粟飯以葛粉拌令勻於豉汁中煮

調和食之

治中風頭痛心煩若不下食手足無力筋骨

疼痛口面喎言諸不正宜喫薏苡人粥方

甘菊主頭風目眩胸中汩汩
目淚出風痺骨肉疼痛切
作羹粥并生食並得
證類本草卷六葉十

主中風頭眩心肺浮熱手
足無力筋骨煩疼言語似
澀一身動搖烏驢頭一枚
燖洗如法蒸令極熟
細切更於豉汁內煮着
五味調點少酥食證類本草
卷十八葉九

葱白　蔞訶梨各一　牛蒡根切合五　豉三合　薏苡

人三合擣

右以水四升煮葱白牛蒡根蔞訶等聖惠方萬

全方以水五大盞煮葱白牛蒡根蔞訶豉等取汁二升半去滓

投薏苡人煮粥空心食之備預百要方同

治風頭目眩心肺浮熱手足無力筋骨煩疼

言語似澀聖惠方言語蹇澀一身動搖宜食蒸驢頭方

烏驢頭一枚

右燖治如法蒸令極熟細切無任性著鹽醋椒

主中風手足不隨骨疼煩疼心躁口面喎斜取烏驢皮一領燖洗如法蒸令極熟切於豉汁中煮以五味和再煮空心食之 證類本草卷十八葉九

主風狂憂愁不樂能安心氣驢肉一斤切於豉汁內煮五味和醃醋食之作粥及煮並得 證類本草卷十八葉九

理狂邪癲癇不欲眠臥自賢自智驕倨妄行不休安五藏下氣白雄雞一隻煮令熟五味調

葱食之 重至之十一字證類作更於豉汁內煮著五味調點少酥食 十四字

治中風手足不隨骨節疼痛心煩躁口面喎 骨節疼痛 證類作骨節煩疼

斜宜喫蒸烏驢皮方

烏驢皮一領

右燖洗如法蒸令熟切於豉汁中五味更

煮空心食之 聖惠方同

治風眩羸瘦小兒驚癇丈夫五勞手足無力 證類同之

宜喫蒸羊頭肉方 證類無此七字

白羊頭一具 證類作一枚

和作羹粥食之 証類本草卷七

又理風眩瘦疾及小兒驚癇

丈夫五勞七傷羊頭一枚洗乾

令淨煮令熟作膾以五辣

醬醋食之 証類本草卷十七葉十五

右爆治如法蒸令極熟切以五味汁和調

食之 証類作蒸令熟無極字 錯同 証類本草卷十七葉十五

治中風心肺熱 熱上証類有風字 手足不隨及風痺不仁 仁証類作任 筋急 筋急証類作以肋肺

五緩 聖惠方五緩六急

恍惚煩躁宜喫魚肉臛 証類四字連 臛 聖惠方作臛 臑 下同 方右

以熊肉一斤如常法切臛臛調和空心食

之 肘後方同 証類十六葉九同

治諸風濕痺筋攣膝痛積熱口瘡煩悶大腸

秘澀宜服大豆妙方

大豆黃一兩　土蘇半斤

右相和令勻，不約時煮爛後，聖惠方作不問食前後

食一兩匙。

治風寒濕痹，五緩六急，骨中疼痛，聖惠方此下有不能踏地四字宜食烏雌雞羹方。

烏雌雞一隻

右治如法，煮令極熟，細擘，以豉汁、葱、薑、椒、醬作羹食之。聖惠方空腹食之

治諸風腳膝疼痛，不能踐地，宜喫無鹿蹄方。

治馬癇動發無時筋脉不收周
痺肌肉不仁野馬肉一斤細切
於豉汁中煮着五味葱白
調和作腌腊食之作羹粥
及白煮喫妙 證類卷十七
葉四

治鷩癇神情恍惚語言錯謬
歌笑無度粟五藏積冷羸瘦
毒宜熱 狐肉一斤及五藏
治如食法豉汁中煮五味
和作羹或作粥炙食並
得 京中以羊骨汁鯽魚替
豉粥 證類卷十八葉十

鹿蹄四隻

右治如食法煮令極熟擘取肉於五味中

重蒸 聖惠方 五味汁中煮作羹空心服之

治頭風寒濕痺四肢拘攣宜喫蒼耳葉方

蒼耳嫩葉一斤 土蘇一兩

右煮蒼耳葉三五沸漉出五味調和食之

用豉一合水二大盞半煎豉取汁一盞半

入蒼耳及五味調和作羹入酥食之

治中風毒心煩口乾手足不隨及皮膚熱瘡

宜喫煮牛蒡葉方

牛蒡肥嫩菜一斤 土蘇半兩

右細切牛蒡葉煮三五沸漉出於五味汁

中重煮點蘇食之

浸酒茶藥諸方

治大風手足攤緩一身動搖驢頭酒方

烏驢頭一枚

右燖洗如法煮熟和汁浸麴如常家醞酒

法候熟任性飲之

理久風濕痺筋脉攣膝痛降
五藏胃氣結聚益氣止
毒去黑痣面䵟潤皮毛宜
取大豆黃卷一升熬令香
若末空心煖酒下一匙 日二服
卷廿七
葉七

治久風濕痺筋攣膝痛胃氣結積益氣止毒
熱去黑誌面䵟皮膚光潤牛膝浸酒方
牛膝根二斤洗切 豆一升 生地黃切三升
右以酒一斗五升浸先炒豆令熟投諸藥
酒中經三兩宿隨性飲之忌牛肉 備預百要方同
治風毒走骨節疼痛不可忍虎脛骨浸酒方
虎脛骨二斤炙令黃剉 牛膝二兩 芎藭三兩 防風四兩 桂
一兩
右並剉以生絹袋盛浸酒二斗經三兩宿

随性饮之忌羊肉生葱

治脚膝顽痹无力头目眩五藏虚乌粘子浸酒方

乌粘子二升 甘菊花四两 天蓼木二斤剉

右以酒一斗浸经四五宿随性饮之

治手足痹弱不可持物行动无力及耳聋臂藏虚损益精保神守中石英磁石浸酒方

白石英十两剉 磁石十两研以水石淘去浊汁

右以生绢袋盛以酒一斗五升浸三五宿

任性煖飲之酒盡旋入

治風濕痺頑五緩六急野駝脂酒方

野駝脂 一斤

右鍊濾聖惠方收於甆合中每日空心煖酒一盞入

野駝脂半兩許聖惠方煖酒一中盞調下半匙和服之

治風攣肘後方必用全書風攣拘急偏枯血氣不通利

鴈脂酒方

右以鴈脂四兩鍊濾過聖惠方五兩鍊熟濾過收於合中全消

書五兩清之令散每旦聖惠方每日空心煖酒一盞以鴈脂

一匙醒惠方半匙全書半合許和飲之壽親養老書必用之書與全書同

治頭風口動眼瞤脚膝頑痹無力小便數薯蕷酒方

生薯蕷半斤去皮酒三升

右以酒一升煎一沸旋下薯蕷旋旋添酒薯蕷熟入酥蜜葱椒鹽空心服之

治風虛濕痹脚膝無力筋攣急痛巨勝酒方

巨勝炒三升薏苡人一升乾地黄半升切

治野雞病下血不止腸疼痛
鱧魚一頭如食法作鱠蒜
虀食之 證類本草卷二十葉十九

皮膚風痒明目松殼方 松殼一兩
一兩爲末水一升入末少許如茶
煎服之 備急百要方同 類聚卷七十二十四治風門十二葉
證類本草卷十三葉二十八 同

治風毒攻心煩躁恍惚 大豆半
升淨淘以水二升煮取七
合去滓食後服 證類本草

右以生絹袋盛用酒二升浸經三五宿任
性煖服之 彈服温卯必用

治野鷄痔下血除同暗槐葉茶方右以嫩槐
葉一斤一如造茶法爲末如茶煎啜之 類聚
二十四諸風門十二 證類十二葉十二上引此文稍異
主禾痔野鷄下血不止肝邊痛
諸氣食治
治下氣消食訶梨勒茶方
訶梨勒去核一兩
右以水壹升先煎三兩沸然後下訶子更

桃人一兩去皮尖研以水投取汁 紅米三合

右以桃人汁和米煮粥空心服之

治心腹冷氣又心刺肋痛方

吳茱萸末二分 米二合 葱白一握切

右先煮粥熟下葱及茱萸末和勻空心食之

治心腹冷結痛或遇寒風及喫生冷即發動

高良薑粥方

高良薑剉六分 米三合

右以水二升煎高良薑取壹升半去滓投
米煮粥食之（備預百要方同）
治久患冷氣心腹結痛嘔吐不下食方
蜀椒半兩口開者　麵三兩
右先以醋浸椒經宿漉出以麵拌令勻以
少水煮和汁吞之（備預百要方同）
治冷氣心腹脹滿不能下食紫蘇子粥方
紫蘇子半升（擣研以水二升攄取汁）　米三合
右以紫蘇汁和米煮粥著鹽豉空心食之

薺苨主利肺氣和中明目止
痛蒸切作羹粥食之並
亦得　證類本草卷九葉十
薏苡安中補不足宜肺不
可久食多熱令人煩悶白
粱飯食之　證類卅五葉十三
治虛熱理氣益和中止渴煩
以白粱米炊飯食之　證
類本草卷廿五葉十四
主氣不調作粥食之　證類卷廿五葉九　馬齒莧

主氣痛上背腰痛轉動不得煎

煮茶五合投醋一合頓服（外台秘要）

卷十三葉二十八

煎三五沸作茶色入少塩啜之

治胸中伏熱下氣消痰化食去醋咽橘皮

方

右以橘皮一兩去瓤破炒爲末如茶法摘

煎啜之（類聚卷八十九諸氣门四葉六十六）

論心腹冷痛食治諸方

夫心痛者爲風冷邪氣乘於心也凡心藏神

如傷正經則旦發夕死夕發旦死耳心有包

絡脉也心包絡脉者是心主之别脉也爲風

冷所乘則心痛氣逆其五臟氣相干名厥心痛夫諸藏若虛受病氣乘于心則心下急痛是謂脾心痛也又云九種心痛者其名各不同壹蟲心痛二疰心痛三風心痛四悸心痛五食心痛六飲心痛七冷心痛八熱心痛九久心痛謂之九種心痛也此皆諸邪之氣乘於手少陰之絡邪氣搏於正氣邪正相干交結相擊故令心痛也

治冷氣心痛發動無時不能下食桃人粥方

秦荻梨取和搗醋食之裡
心腹冷脹下氣消食空腹食
之。脾心腹冷脹最佳 一百敖本
二草卷廿八
葉十六

備預百要方同

治心腹冷氣刺痛妨脹不能下食畢撥粥方

畢撥 胡椒 桂心各一分 為末 米三合

右煮作粥下畢撥等末攪和空心食之 類聚

卷九十四 心腹痛门三
葉三十四至三十六

論腳氣食治諸方

夫腳氣者皆風毒所生其因多得於病後初

卯飲食減少漸而腳膝無力或縱緩攣急或

行步艱難或腫或於狀若步行久則惡聞飲

食心胸衝悸壯熱頭昏言語忘誤若人於腹內則令人生上氣邪氣勝於正氣則為血澀痺弱邪在膚腠則搔之狀如隔衣毒搏於臂藏則腫滿而喘急今江東嶺南之地其疾甚多若緩而治之必傷於人命蓋病之非常在治療而宜速耳

治腫從足之始轉入腹方

猪肝壹具 洗細切布绞 更以醋洗

右以蒜齏食之一服不盡分作兩頓食之得

治浮腫脹滿不下食心悶方

猪肝壹具切作臠

右著葱白豉薑椒熟蒸食之

又方猪肝壹具以水煮令熟切食之

又方猪脊骨脊上肉一條

右切作生蒜齏食之兼除風毒衝心悶

又方紫蘇子半升搗令碎以水濾之取汁水粳米二合

右相和煮粥空心食之

治脚氣浮腫心腹脹滿大小便不通方

郁李人六分研濾取汁 薏苡人三合擣如粟米

右以郁李人汁煮作稀粥空心食之

又方冬麻子半升炒擣研水濾取汁 米二合

右以麻汁煮作粥空腹食之備預百要方同

又方水牛頭蹄治如食

右蒸熟爛停冷食之

治脚氣衝心煩躁不安言語錯謬方

鯉魚壹頭治如食 蓴菜四兩 葱白切三合

右調和豉汁中煮作羹食及臛亦得

治脚氣頭面浮腫心腹脹滿小便澀少方右 証類同

取馬齒莧和少米汁煮熟食之 千金 証類作草 米上証類有粳字 証類無之字 衛生易簡方備

預百要方同聖惠方日三服 証類老

治脚氣腎虛風濕脚弱方右取生栗子 聖惠方 不

限多少 布袋盛懸令乾每日平明喫三二十箇 備預

百要方同聖惠方十餘顆以腎粥食之佳 聖惠方次喫猪腎粥佳

治脚氣腎虛腰脚無力方

猪腎壹雙去脂膜 米二合 葱白切二合

右於豉汁中煮作粥著椒薑任性空心食

之

治脚氣風痺不仁不（衛生易簡方作五）緩筋急方

熊肉半斤

右切作臛臛著椒薑葱鹽任性空心食之

易簡方豉肉於豉汁中和姜椒葱白鹽醬作腌臛空腹食之（証類與易簡方同）（証類九十六葉）

治風寒濕痺五緩六急方

烏鷄一隻（治如食）

右煮令極熟調和作羹食之（證類本草卷十九葉七同）

治風毒脚膝攣急骨節疼方

治筋脉拘挛久风湿痹下气除骨中邪气利肠胃消水肿久服轻身益气力薏苡仁一升捣为散每服以水二升煮两匙末作粥空心服之证类卷六叶四十七

除一切风湿痹四肢拘挛苍耳子三两捣末以水一升半煎取七合去滓呷证类卷八叶七

主补虚去风湿痹醍醐二大两暖酒一杯和醍醐一匙服之妙证类卷十六叶十四

主风挛拘急偏枯血气不通利鸡肪四两炼滤过每日空心暖酒一盏肪一匙证饮之证类卷十九叶十一

凡风劳虚肿疼痛挛痛或牵引小腹及腰痛桃仁一升去尖

致心五升九蒸九曝 以上证类

右以酒一斗半浸经宿空心暖服之 备预百要

方同 圣惠方每取 证类以伍一斗取浸经宿空心随

煮小盏得粥食之 性饮之证类卷

治脚气心烦脚弱头目眩胃痹湿筋急方黑豆二升熬炒投酒壹斗中密封复经宿饮之

备预百要方同

治风寒湿痹四支挛急骨节疼方

鹿蹄一具治如牛膝菜半斤

右煮令极熟着葱椒调和任性食之

皮者數令黑烟出盡研搗爲脂膏以酒三升攪令相和一服取汗不過三差 証類卷廿三葉三十三

調勻風濕痺以筋攣膝痛除五藏留氣法風益氣止毒去黑痣面䵟潤皮毛宜取大豆黃卷一升熬令香爲末空心暖酒下一匙 証類廿五葉七

治脚氣調中利筋骨木瓜湯方

木瓜壹箇去皮切 蜜三合 生薑六分

右於銀器中以水二升煎取一升投蜜服之

人參茯苓湯方右以人參茯苓等分為末沸湯如茶点之 類聚卷九十八脚氣门三葉百四至百五

論脾胃氣弱不多下食治諸方

脾胃者中宫中宫土藏也土生萬物四藏皆含其氣故云人之虛者補之以味左傳曰味

以行氣氣以實志滋形潤神必歸於食莊子云口納滋味百節肥焉脾養肥肉（聖惠方脾養肌肉）脾胃氣弱即不能消化五穀穀氣若虛則腸鳴飧痢溏痢既多（聖惠方泄痢既多）即諸藏竭肥肉消瘦（聖惠方肌肉消瘦）百病輻湊且宜以飲食和邪益脾胃氣（聖惠方和益脾胃之氣）滋藏府潤（聖惠方滋養藏腑）養於經脉疾之甚（聖惠方袪疾之甚）可謂上醫故千金方云凡欲治病且以食療不愈然後用藥

治脾胃氣弱不多下食四肢無力日漸消瘦

方

麵四大兩　白羊肉四大兩

右溲麵作索餅以羊肉作臛熟煮空心食之以生薑汁溲麵更佳

治脾胃氣弱食飲不下黄瘦無力方

蓴菜　鯽魚各四兩

右魚以紙裹炮令熟去骨研以橘皮鹽椒薑依如蓴菜羹法臨熟下魚和空心食之

治脾胃氣冷不能下食虛弱無力方肘後方壽域神

方鶻突羹 鈔數亦作鶻突羹

鯽魚半大斤 作膾 鈔數無大字斤下有細切起三字膾下並作

右熟煎豉汁投之著椒薑 佛豉汁拌椒之著胡椒乾薑蒔蘿橘皮等末空心服之 衛生易簡方肘後方神方椒薑

蒔蘿橘皮末作鶻膾空心食之

治脾胃氣弱不多下食 聖惠方四肢無力亦羸瘦 宜釀猪

肚方

猪肚一枚 淨洗 人參 聖惠方壹兩去蘆頭 橘皮各四分 下

饋飯 升半 猪脾壹枚 淨洗細切

右以飯拌人參橘皮脾等釀猪肚中縫綴

卷廿 葉廿

訖蒸令極熟空腹食之鹽醬多少任意

治脾胃氣弱見食嘔吐瘦薄無力方

麵四兩 大雞子清四枚

右以雞子清溲麵作索餅熟煮於豉汁中調空心食之

治脾胃氣弱食不消化聖惠方作見食即欲嘔吐瘦薄羸劣方

麵 麴各二大兩 生姜汁三大合

右以薑汁溲麵并麴等作索餅熟煮着橘

主脾胃氣虛食即汗出豬肝一斤薄起於瓦上曝令熟乾擣篩為末煮白粥布絞取汁和眾手丸如梧桐子大空心飲下五十丸日五服證類卷十八

主脾胃氣弱食不消化嘔逆反胃湯飲不下粟米半升杵如粉水和丸如梧子煮令熟點少鹽空心和汁吞下證類卷

治腹胃冷弱腸中積冷脹滿刺痛 肥狗肉半斤以米鹽豉等煮粥頻喫一兩頓 證類卷十七葉十八

治脾胃氣冷食入口即吐出 羊肉半斤去脂切作生以蒜薤五辣醬醋空腹食 證類十七葉十五

皮椒鹽（聖惠方 椒薑）以羊肉臛豉汁食之

治脾胃冷虚勞羸瘦苦不下食方

羊脊骨一具碎（搥） 白米（半）升

右先煮骨取汁（聖惠方 大盞半）二下米及葱白椒

薑鹽作粥空心食之作羹亦得

治脾胃冷食入即吐出方

羊肉半斤去脂切作生以蒜齏食之

治嘔吐湯飲不下方（衛生易簡方 治脾胃氣弱食不消化嘔逆反胃）

粟米半升擣粉沸湯和丸如桐子大煮熟

点少塩食之易簡方空心和汁吞下

治乾嘔方羊乳壹杯煖空心飲之

治嘔吐百治不差方

生薑壹兩切如豆大

右以酸漿水七合於銀器中煎取三合空心和汁喫治嘔吐百藥不差生薑一兩切如豆粒大以醋漿七合於銀器中煎取四合空腹和滓服[illegible]卷九記證類本草卷八葉五

治脾胃氣弱惡心潰潰常欲吐方

羊肉四兩

右切作炙著葱椒醋炙養老書椒醬五味調炙之令熟

主脾胃熱中除渴止瀉利小便益氣力補中輕身長年以粱米炊飲食之 証類本草廿五葉十二

停冷食之經云熱食傷肉壞人齒

治脾胃氣弱不能食黃瘦無力方 聖惠方生薑煎方

生薑汁 四合 生地黃汁 去滓 蜜 二合

右微火煎令如稀餳空心服一匙煖酒下之 聖惠方每服一匙是和一盞入煖酒二合 類聚卷百二脾胃門四葉八十六至

十九

論五種噎病食治諸方

五噎者一曰氣噎二曰憂噎三曰食噎四曰勞噎五曰思噎此皆陰陽不和三焦隔絕津

液不利故令氣隔不調是以成噎也

治五噎胸膈妨塞飲食不下瘦弱無力宜食

羊肉索餅方

羊肉四兩炒作臛 麵半斤 橘皮壹分作末

右和麵以生薑汁溲作索餅空心食之

治五噎飲食不下喉中妨塞瘦弱無力宜喫

黃雌雞索餅方

黃雌雞隨多少炒作臛 麵半斤 桂末壹分 茯苓末一兩 右

以桂末茯苓末和麵溲作索餅熟煮兼臛

食之

治五噎飲食不下胸中結塞瘦弱無力方

烏雌雞肉 半夏（洗九常） 麹（四兩） 桑白皮（聖惠方 三分剉）

茯苓（各八分） 桂心（四分並剉）

右以水壹升煎桑白皮等三味汁三合漉

麹和肉煮麪食之

治五噎不下食方右取崖蜜含微微嚥之即

差（備預百要方同）

治氣噎方

蜜壹升 酥三兩 薑汁三合

右相和微火煎如稀餳入酒中飲之

治噎病胃腸積冷飲食不下黃瘦無力方

蜀椒壹百粒開口者

右以醋淹浸令濕漉出麵拌令勻熟煮和

汁吞之 差 備預百要方同

治胃膈氣擁結飲食不下桂心粥方

桂心四分 茯苓六分 桑白皮十二分

右細剉以水二升煎取壹升半去滓量事

治卒食噎以陳皮一兩湯浸去穰焙為末以水一大盞煎半盞熱服 証類本草十三

主噎不下食取崖蜜含微嚥下 廣利方同 証類本草二十葉四

著米煮粥食之 備預百要方同

治噎病不下食方

舂杵頭糠半合 麵四兩

右相和溲作餺飥空心食之 類聚卷百六膈噎門二葉

九十三至九十七

論消渴飲水過多小便無度食治諸方

凡消渴有三一曰消渴二曰消中三曰消腎

渴而飲水小便多者 聖惠方若飲水多者小便又少名曰消

渴喫食多不甚渴小便數漸消瘦者名曰消

人疑大之誤

中渴而飲水不絕腿膝瘦弱小便渴有脂液者名曰消腎此蓋由積久嗜食鹹酸（聖惠方鹹物炙）肉飲酒過度無有不成消渴然本草云人寒凝海唯酒則不氷明其酒性酷熱物無以喻此之二味（聖惠方喻如此之味）酒徒耽嗜不離其口酣醉之後制不由己飲啜無度加以鮓醬不擇鹹酸積長夜（聖惠方積年長夜）酣飲不懈遂使三焦猛熱五藏乾燥木石猶且焦枯在人何能不渴治之愈不愈屬在病者若能如方節慎旬

月（聖惠方作日）而療不自愛惜死不旋踵方雖有效其如不慎者何其所慎者有三一酒二房室三鹹酸麪食能慎此者雖不服（聖惠方雖不服藥）自可無他不防此者縱金丹不救良可悲夫宜深思之（聖惠方此下云今以飲食調治以助藥力也）

治消渴口苦舌乾骨節煩熱方

枸杞根　桑白皮（切一升）　生麥門冬（去心壹升）　小麥（壹升）

右以水壹斗煮取五升去滓渴即飲之（備預）

百要方同

治消渴傷中聖惠方作口乾小便無度方聖惠方名黃雌雞粥

黃雌雞一隻治如喫法

右煮令極爛漉去雞停冷取汁飲之

治傷中消渴口乾小便數方

野貓壹隻治如食

右煮令極熟漉雞出渴即飲其汁

治消渴日夜飲數斗水小便數瘦弱方

猪肚壹枚洗淨 証類本草卷十八 四葉 共同

主消渴飲水無度小便多四口乾渴 雉一隻細切和鹽豉作羹食 証類十九 葉十八

治消渴舌焦口乾小便數 野雞一隻以五味煑令極熟 取二升半已來去肉取汁渴飲之肉亦可食 証類十九 葉十六

主消渴飲水日夜不止口乾
小便數 田中螺五升水一斗
浸經宿渴即飲之每日一度
易水换生螺爲妙
又方以水三升煑取汁渴即
飲之螺即任喫 証類上

右以水煮令極熟著少豉汁和煮渴即飲
汁飢即食肚 証類作以水五升煑令爛熟取二升已來去肚著少豉渴即飲之肉亦可喫又和米著五味煮粥食之佳
治消渴飲水不知足方
兔骨一具 肘後方 兔頭骨 証類本草兔頭骨 十七葉廿七
右以水煮取汁飲之
又方白花鴿一隻切作小臠以土蘇煎含之嚥汁 証類本草十九葉二十一
治消渴口乾方
鹿頭一枚 治如食
右蒸令極熟將醬醋食之
治補虛羸止渴牛乳方取牛乳不揀冷煖任

主消渴口乾 生牛乳 ... 補
崔氏 證類十六葉十四
馬乳飲之止渴 證類十六葉十五

*又方蘿蔔絞汁一升
飲之則定 證類四加

性飲之 備預百要方同
治消渴發動無時飲水無限方 蘿蔔擣絞取
汁一升頓服之立定 肘後方同*
治消渴口乾方
菰蔣草根半斤 葱白一握切 冬瓜一斤切
右朮豉汁中煮作羹食之
又單方煮豉停冷渴即飲之
又方大小麦米煮粥飲食之 備預百要方同 證類小麦用炊作飯及煮粥食之 廿五丁
又方青小豆煮和粥飲食之

又方乾粟米炊飯食之良 證類廿五葉九
主胃中熱消渴利小便以陳粟米炊飯食 證類廿五葉九

治虛冷小便數方

雞腸一具治如食

右切作臛和酒飲之類聚卷百二十六消渴門三葉三十三至

三十七

治十水腫諸方

夫十水者青水赤水黃水白水黑水玄水聖惠方玄作懸水風水石水裏水巢氏病源作果聖惠作裏水氣水是也

青水者先從面目腫徧一身其根在肝赤水者先從心腫其根在心黃水者先從腹腫其

果（聖惠作裹）

根在脾白水者先從腳腫上氣而欬其根在肺黑水者先從足趺腫其根在腎玄（聖惠作懸）水者先從面腫至口（聖惠作足）其根在膀風水者先從四肢起腹滿大目盡腫其根在胃石水者先從四■支瘦（聖惠方作四肢小腫）其腹獨大其根在膀胱果（巢源作暴）水者從臍腫（聖惠作先腹滿）其根在小腸氣水者乍盛乍虛乍來乍去其根在大腸皆由榮衛否澁三焦不調腑藏虛弱形生雖名證不同並令身體虛腫喘息上氣小便黃澁

主水氣脹滿浮腫猪肝一具煮作肝任意下飯証類卷十九八葉十六

氣水 水氣作

也類聚卷百二十七水腫二葉二
十一至二十二◎攄聖惠方輯

治大腸水腫乍虛乍實方
白羊肉半斤白當陸切五合
右以水五卅煮令熟著葱白塩酪椒等作
臛食之

治氣水浮腫肚脹滿小便澀小方
水牛蹄壹隻治如食
右以隔夜煮令熟取汁作羹蹄切空心食之

主水浮氣腫腹肚脹滿小便澀水牛蹄一隻湯洗去毛如食法隔夜煮令爛熟取汁作羹蹄切空心飽食證類本草卷十七葉十一

主水氣脹滿浮腫小便澀少白鴨一隻去毛腸湯洗饋飯半升以飯畫

治浮腫小便澀少精肥狗肉五斤
熟蒸空腹服之 證類十七葉十八

主氣水鼓脹浮腫 狗肉一斤細
切和米煮粥空腹喫作羹臛
臛喫亦佳 證類十七葉十八

治水氣大腹浮腫小便澀少方 證類本草卷十七葉十一同

水牛尾壹枚治如食 證類水牛尾條洗去毛

右細作脯腊熟煮空腹食之 證類作喫之下小五有煮熟食亦佳四字

又方牛肉壹斤蒸令熟薑醋食之 證類同

又方水牛皮飲入蒸令極爛切於豉汁中燰

過食之 證類同

又方烏犍牛水便空腹服半升亦甚利小便 證類同

治十種水病不差垂死方

猯猪肉一斤切米半升

右於豉汁中煮作粥若羹椒葱白空心食

之

又方猯猪肉單煮食及作羹臛炒任意食之

又方鱧魚一頭重壹斤治如食法 冬瓜子壹升水研取汁 赤

小豆壹升

右以冬瓜子汁煮鱧魚豆等令熟空心食

之 証類云治十種水氣病不差垂死鱧魚一頭重一斤已上右鱧取汁和冬瓜葱白作羹食之 卷之二十 葉十九

又方青頭鴨一隻治如食法細切和米并五味煮令極熟作粥空腹食之 証類十九 葉十

治腳腫滿轉上入腹方右以水五升煮黑豆

令極熟去豆適寒溫以浸腳 証類本二十 同

全漢三國六朝唐宋醫方 棲芬室

治水氣利小便除浮腫方

理腫從足始轉上入腹猪肝一具細切先布絞更以醋洗蒜虀食之勿食不盡三兩頓食亦可也

又理浮腫脹滿不下食心悶猪肝一具洗切作羹臛葱豉白豉薑椒熟食之又以豉水煮單喫亦得又煮猪

齊一漫切作生以蒜韭食之 証類本草十八葉又

治風水腹大臍腰重痛不可轉動冬麻子半升碎水研濾取汁米二合以麻子汁煮作稀粥著葱椒薑豉空心食之 証類盧

主水散石水腹脹身腫肥亂一枚剥皮细切煮粥空心喫之頓食三兩度

証類本草卷廿二葉六

大豆末理胃中热去身腫除痹消穀止脹 大豆一升熬令熟杵末飲服之

証類卷

主氣喘促浮腫小便澀 杏仁一兩去尖皮熬研和米煮粥極熟空心喫二合 証類卷

大豆　桑構枝 剉各壹升

右以水五升煮取二升去滓渴即飲之 類聚卷百二十九水腫门四葉八十八至九十

論七種淋病食治諸方

七淋者石氣膏勞热血珍等名為七淋也石淋者淋而出石腎主水水結而成石也氣淋者腎虛膀胱热氣脹所為也膏淋者肥脂狀如膏也勞淋者傷腎氣而生热也热淋者二

焦有热氣傷於腎流入於胞而成也血淋者其狀赤澀热甚而生也冷淋者腎氣虛弱下膲受於寒氣入胞与正氣交爭遂顫寒而成也諸淋者由腎虛而膀胱热也膀胱津液之腑熱則津液內溢而流于胞水道不通故水不上不下停積于胞腎虛則小便數膀胱热則水下澀數而淋瀝不宣也其狀小便出少而小腹急痛謂之淋也

治七淋小便澀少莖中痛宜食冬麻子粥

方

冬麻子壹升　搗水研濾取汁二升　米二合

右以冬麻子汁煮粥著葱白熟煮食之

治七淋小便澀少莖中痛宜喫葵菜粥方

葵菜三斤　葱白壹握　米三合

右煮葵取濃汁投米及葱煮熟並少許濃

豉汁調和空心食之

治七淋小便不通閉妨宜喫蘇漿水粥方

土蘇壹兩　米三合　漿水三升二升　聖惠方

右以漿水煮作粥下汞適寒溫食之

治七淋小腹結痛小便不暢宜喫榆白皮索餅方

榆白皮二兩切 麵四兩

右以水一升煎榆白皮汁三大合去滓溲麵作索餅於豉汁中熟煮空心食之更啜二兩盞葱茶妙

治熱淋小便出血莖中疼痛宜喫車前葉羹方

車前葉切一斤 葱白切一握 米二合

右以相和豉汁小煮作羹空心食之聖惠方神巧萬全方備預百要方同

治尿血澀痛方

車前葉生擣絞取汁三合 生地黃汁叁合 蜜貳合

右相和微煖空心分為二服

治熱淋小便澀少澀痛瀝血宜喫蒲桃煎方

蒲桃絞取汁五合 藕汁五合 生地黃汁五合 蜜五合

右相和煎如稀餳食前服三兩合日再服

治热淋小便澀痛壯热腹肚氣方 聖惠方名冬瓜羹

冬苽一斤治如食 葱白一握切 冬麻人一升以水研濾取汁

右以冬麻子汁煮作羹空腹食之

治小便澀少疼痛青頭鴨羹方

青頭鴨一隻治如食 蘿蔔根 冬瓜 葱白各四

兩

右如常法羹煮塩醋 聖惠方神巧萬全方著塩醋五味調

和空心食白煮亦佳

治小便澀少尿引莖中痛青粱子米粥方

青粱米半升 聖惠方 葱白切各一升

右於豉汁中煮作粥食之 備預百要方同

治小便澀少尿閉悶水牛肉羹方

水牛肉一斤 冬苽四兩 葱白一握切

右以豉汁中煮作羹任著鹽醋空心食之

治小便不通淋瀝閉痛青小豆方

青小豆半升 冬麻子壹升擣炒 生薑壹分切 白米半升

右以水二升研濾麻子取汁并投薑豆煮

粥空心食之

主五淋小便赤少莖中疼痛冬麻子一升杵研濾取汁二升和米三合煮粥着蔥椒及鹽煮空心服之記類

治小便澀少通淋瀝痛又青小豆粥方

青小豆一升 通草四兩剉 小麥一升

右以水四升煎通草取汁二升去滓煮麥豆等作粥食之 備預百要方同

治熱淋利小便冕葵粥方

冕葵二斤 水中杏菜是也 米半升

右於豉汁中煮作粥空心食之 類聚卷百三十三諸淋門二葉六十一至六十五

小便數食治諸方

小便数而多者由下焦虚冷故也腎主水与膀胱為表裏腎氣衰弱不能制於津液胞中虚冷水下不禁故小便數也

治膀胱虚冷小便數不禁黄雌雞粥方

黄雌雞壹隻治如食 粳米壹升

右煮作粥和塩醬醋空心食之

治下焦虚小便数炙黄雌雞方

黄雌雞壹隻治如食

右炙令極熱刷塩醋椒末空心食之

主消渴傷中小便数黄雌雞一隻治如常煮令熟去雞停冷即飲之肉亦可食若和米及塩豉作粥及以五味作羹並得

証類本草十九

菜七

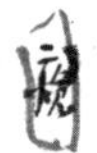

痔

又方 治諸瘡敗能生肌輕身不飢耐老宜心歸骨菜芝也除寒熱去氣温中散結氣利病人諸瘡中風寒水腫生搗傅之 髌骨在咽煮食往作羹粥食之㸃作虀菹炒食並得黄帝云雞不可共牛肉食之成瘕疾冬月勿食生虀多涕唾

證類卷 第9頁

又方 主五痔下血不止去尖皮及雙仁水三升研濾取汁煎減半投米煑粥空心食之

食醫心鏡 治野雞痔下血腸風明目方 嫩槐葉一斤蒸如造茶法取葉碾作末如茶法煎呷之

證類卷12 第12頁

食醫心鏡 主久痔野雞下血不止肛邊痛 猪肉二斤切着五味炙空心食作羹亦得

證類卷18 第15頁

食醫心鏡 主五痔瘻瘡 鸛鵲一隻治如食法羹令熟爛切以五味醋食之羹亦妙

證類卷19 第23頁

食醫心鏡 主五痔瘻瘡殺蟲方 鰻鱺魚一頭治如食法切作片炙着椒盐醬調和食之

證類卷 第30頁

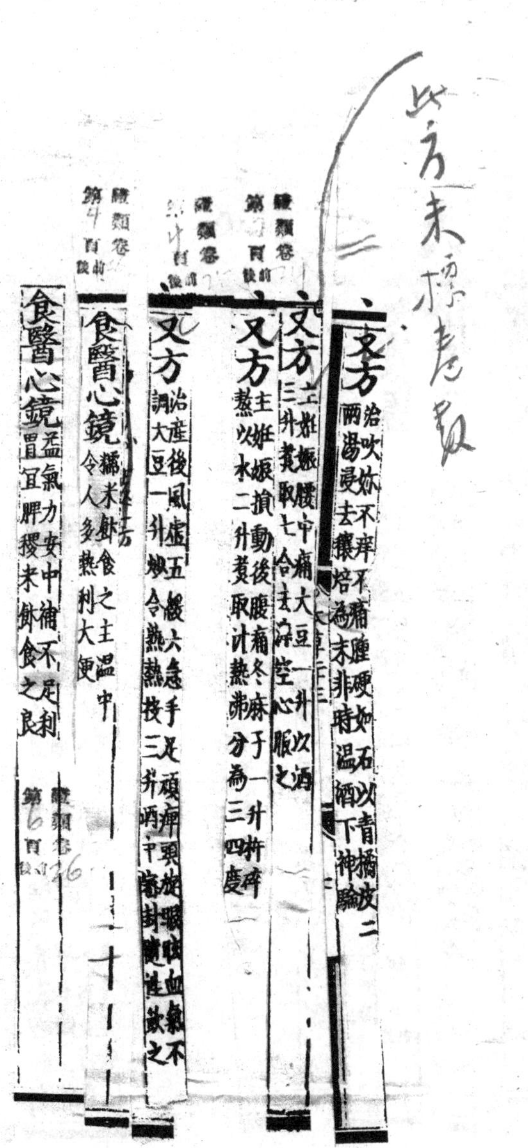

又方　治吹妳不痒不痛腫硬如石以青橘皮二兩湯浸去瓤焙為末非時溫酒下神驗

又方　主妊娠腰中痛大豆一升以酒三升煮取七合去滓空心服之

又方　主妊娠損動後腹痛冬麻子一升杵碎熬以水二升煮取汁熱沸分為三四度

又方　治產後風虛五緩六急手足頑痹頭旋眼暈血氣不調大豆一升炒令熟熱投三升酒中密封隨性飲之

食醫心鏡　糯米飦食之主溫中令人多熱利大便

食醫心鏡　益氣力安中補不足利胃宜脾粳米飦食之良

小兒痢

喉痺

小兒諸病

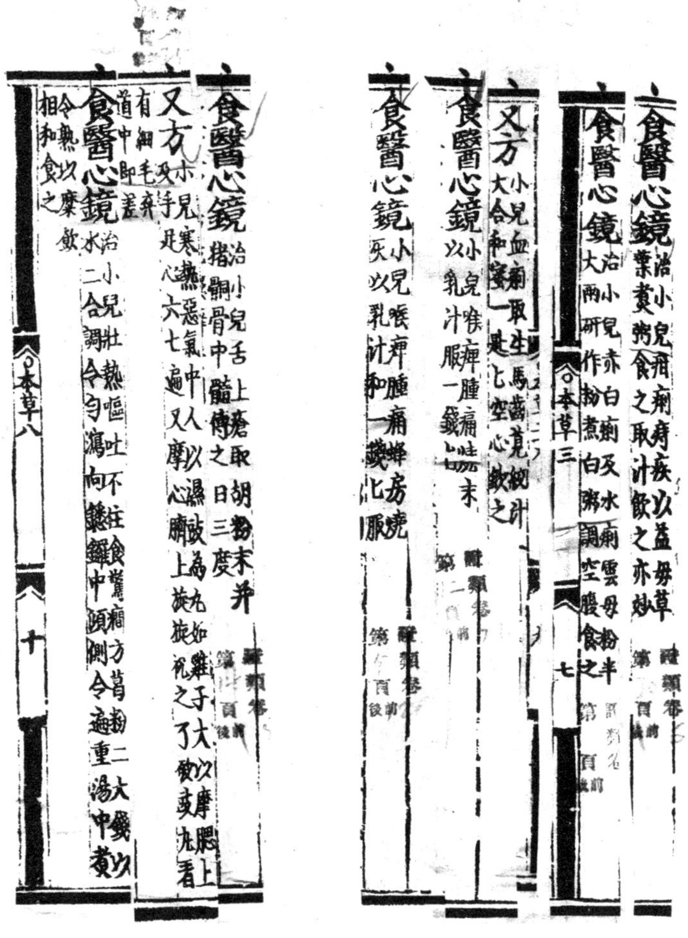

食醫心鏡 治小兒冷痢疳疾以益母草葉煑粥食之取汁飲之亦妙 證類卷 第 百前

食醫心鏡 治小兒赤白痢及水痢雲母粉半大兩研作粉煑白粥調空腹食之 證類卷 第 百前

本草三 七

又方 小兒血痢取生馬齒莧絞汁大合和蜜一匙匕空心飲之 證類卷 第 百前

食醫心鏡 小兒喉痺腫痛[illegible]末以乳汁服一錢匕 證類卷 第 百前

食醫心鏡 小兒喉痺腫痛蜂房燒灰以乳汁和一錢匕服 證類卷 第 百後

食醫心鏡 治小兒舌上瘡取胡粉末并猪脚骨中髓傅之日三度 證類卷 第 百後

又方 小兒寒熱惡氣中人以濕豉為丸如雞子大以摩腮上及手足心六七遍又摩心臍上旋旋祝之了破豉丸看有細毛棄道中即差

食醫心鏡 治小兒壯熱嘔吐不住食驚癇方葛粉二大錢以水二合調令勻瀉向鏃鑼中須側令遍重湯中煑以令熟以糜飲相和食之

本草八 十

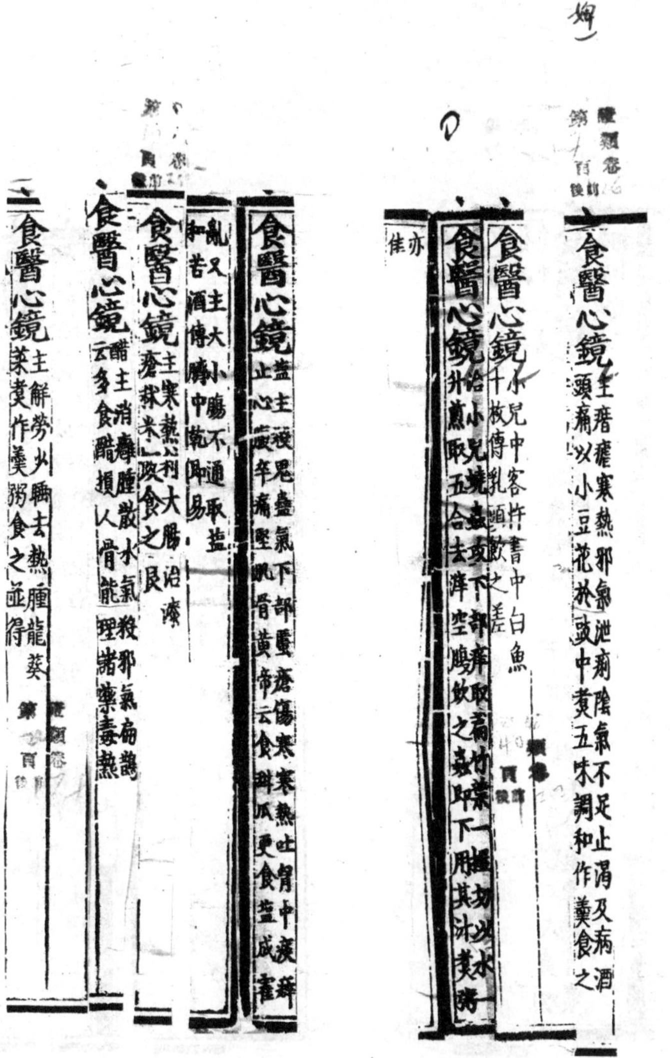

食醫心鏡 主痞瘧寒熱邪氣泄痢陰氣不足止渴及病酒頭痛以小豆花於豉中煑五味調和作羹食之

食醫心鏡 小兒中客忤書中白魚十枚傳乳頭飲之差

食醫心鏡 治小兒蛲虫攻下部痒取萹竹葉一握切以水一升煎取五合去滓空腹飲之虫即下用其汁煑粥亦佳

食醫心鏡 鹽主殺鬼蠱氣下部䘌瘡傷寒寒熱吐胸中痰癖止心腹卒痛堅肌骨黃帝云食甜瓜更食鹽成霍亂又主大小腸不通取鹽和苦酒傳臍中乾即易

食醫心鏡 主寒熱利大腸治漆瘡秫米一噉食之良

食醫心鏡 醋主消癰腫散水氣殺邪氣扁鵲云多食醋損人骨能理諸藥毒熱

食醫心鏡 主解勞火熱去熱腫龍葵菜煑作羹粥食之並得

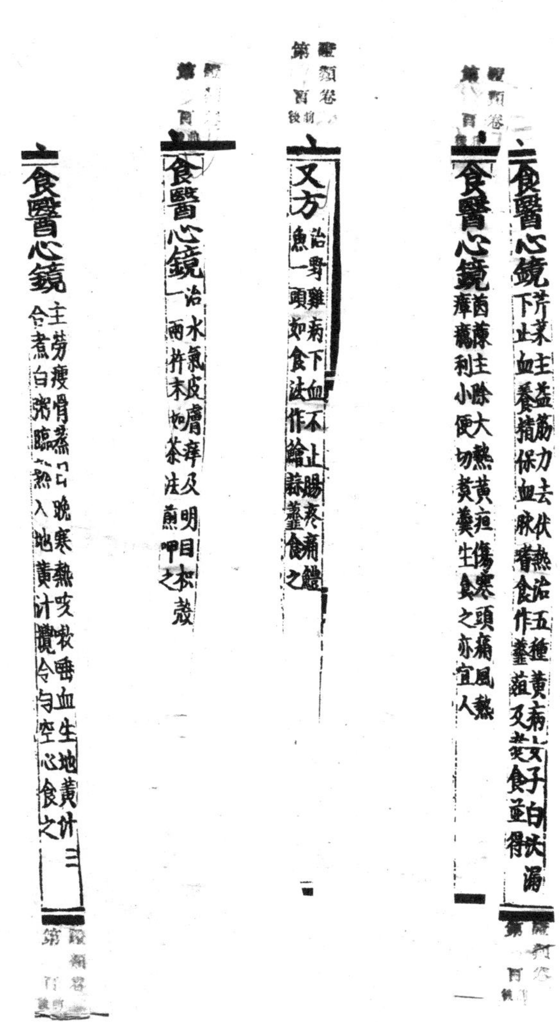

食醫心鏡 芹菜主益筋力去伏熱治五種黃病女子白沃漏下止血養精保血脉嗜食作虀菹及煑食並得

食醫心鏡 茵蔯主除大熱黃疸傷寒頭痛風熱瘴瘧利小便切煑羹生食之亦宜人

又方 治野雞病下血不止腸疼痛體息一頭如食法作鱠蒜虀食之

食醫心鏡 治水氣皮膚痒及明目枳殼一兩杵末如茶法煎呷之

食醫心鏡 主勞瘦骨蒸日晚寒熱咳嗽唾血生地黃汁三合煮白粥臨熟入地黃汁攪令勻空心食之

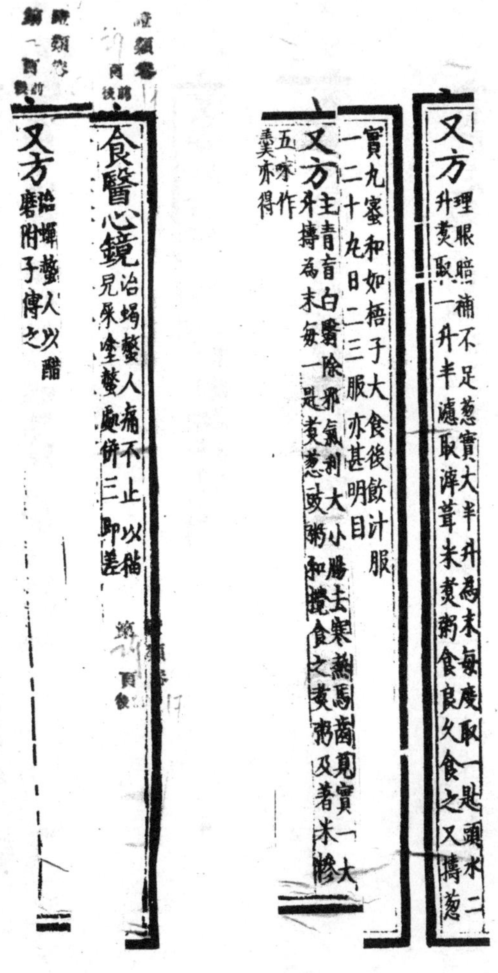

又方 理眼暗補不足葱實大半升為末每度取一匙頭水二升煑取一升半濾取滓葺米煑粥食良久食之又擣葱實丸蜜和如梧子大食後飲汁服一二十丸日二三服亦甚明目

又方 主青盲白醫除邪氣利大小腸去寒熱馬齒莧實一大升擣為末每一匙葱豉粥和攪食之煑粥及著米糝五味作羹亦得

食醫心鏡 治蝎螫人痛不止以猫兒屎塗螫處併三即差

又方 治蠍螫人以醋磨附子傅之

食醫心鏡 甘菊主頭風目眩胷中汹汹目淚出風痺骨肉痛切作羹煮粥并生食並得

食醫心鏡 主風眩羸瘦小兒驚癎丈夫五勞手足無力羊頭一枚燖洗如法蒸令熟切以五味調和食之又主
腎勞損精竭炮羊腎一雙去脂細切於豉汁中以五味米糅
如常法作羹食作粥亦得又治産後大虛羸瘦無力腹肝痛
冷氣不調又腦中風汗自出白羊肉一斤切如常法調和臛
醋食之又治風眩瘦病五勞七傷虛驚悸白羊頭一枚等如

〇本草十七　十五

食法羹令及熟切於豉汁中五味調和食之又治脾胃氣冷
食入口即吐出羊肉半斤去脂膜切作生以蒜虀五辣醬醋
空腹食又主下焦虛冷小便數瘦羸無力羊肺一具細切內
少羊肉作羹食之羹粥亦得又主下焦虛冷脚膝無力陽事
不行補益羊腎一簡熟羹和羊大兩鍊成乳粉空腹食之甚
有效又益腎氣强陽道白羊肉半斤去脂膜切作生以蒜虀
一食之三日一度甚妙又主腎藏虛冷腰有轉動不得羊脊骨
一具嫩者搥碎爛煮和蒜虀空腹食之兼飲酒少許妙又理
目熱赤痛如隔紗縠看物不分明宜補肝氣益睛青羊肝一
具細起薄切以水洗漉出瀝乾以五味醬醋食之又理風眩
瘦疾及小兒驚癎羔丈夫五勞七傷羊頭一
故治如食法羹令熟作縿以五辣醬醋食之

食醫心鏡 主中風頭眩心肺浮熱手足無力筋骨煩疼言語似澁一身動搖烏驢頭一枚燖洗如法蒸令極熟
細切更於豉汁內煑着五味調點少酥食又主中風手足不
隨骨節煩疼心躁口面喎斜取烏驢皮一領燖洗如法蒸令
極熟切於豉汁中煑五味和再煑空心合食之又主風狂憂愁
不樂能安心氣驢肉一斤切於豉汁內煑五味和臛醋食之
作粥及羹並得

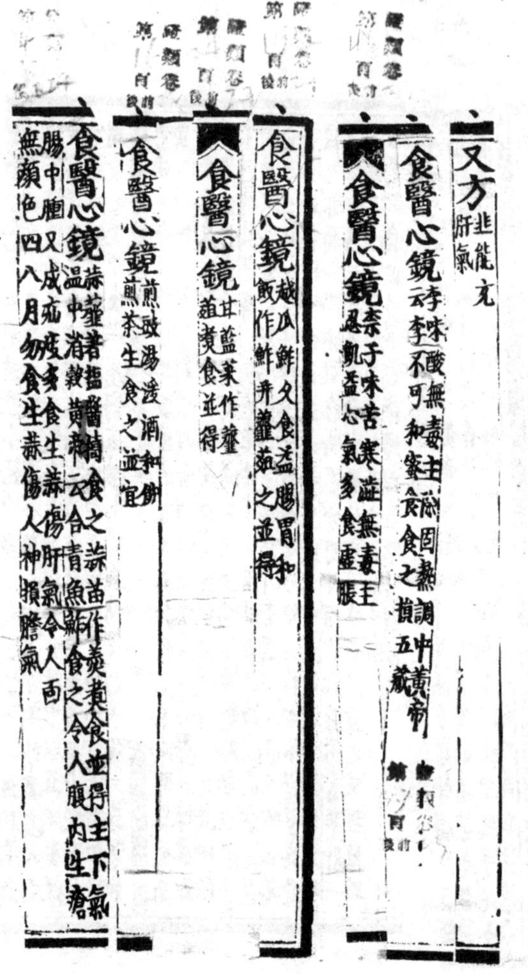

又方韭能充肝氣

食醫心鏡李味酸無毒主除固熱調中黃帝云李子不可和蜜食食之損五藏

食醫心鏡柰子味苦寒澁無毒主益心氣多食虛脹

食醫心鏡越瓜久食益腸胃和飯作鮓并虀葅之並得

食醫心鏡甘藍菜作虀葅煑食並得

食醫心鏡煎豉湯澆酒和餅煎茶生食之並宜

食醫心鏡蒜葷者搗醬擣食之蒜苗作羹煑食並得主下氣温中消穀黃帝云合青魚鮓食之令人腹內生瘡腸中腫又成疝瘕多食生蒜傷肝氣令人面無顏色四八月勿食生蒜傷人神損膽氣

脚氣

食醫心鏡　理脚氣頭面浮腫心腹脹滿小便澁少　馬齒草和少粳米醬汁煑食之

食醫心鏡　療肺氣風痹不仁五緩筋急　熊肉半斤于豉汁中和薑椒葱白塩醬作腌腊空腹食之

又方　主中風心肺風熱手足不隨及風痹不任筋脉五緩恍惚煩燥　熊肉一斤切如常法調和作腌腊空腹食之

痫

食醫心鏡　治馬癇動發無時筋脉不收周痹肌肉不仁　野馬肉一斤細切於豉汁中煑著五味葱白調和作腌腊食之作羮粥及白煑羮妙

食醫心鏡　治驚癇神情恍惚語言錯謬歌笑無度兼五藏積冷蠱毒寒熱　狐肉一片及五藏治如食法豉汁中煑五味和作羮或作粥炙食並得京中以羊骨汁鯽魚替豉汁

兴阳

食醫心鏡　益丈夫興陽理腰膝冷溼　羊藿一斤酒一斗浸經二日飲之佳

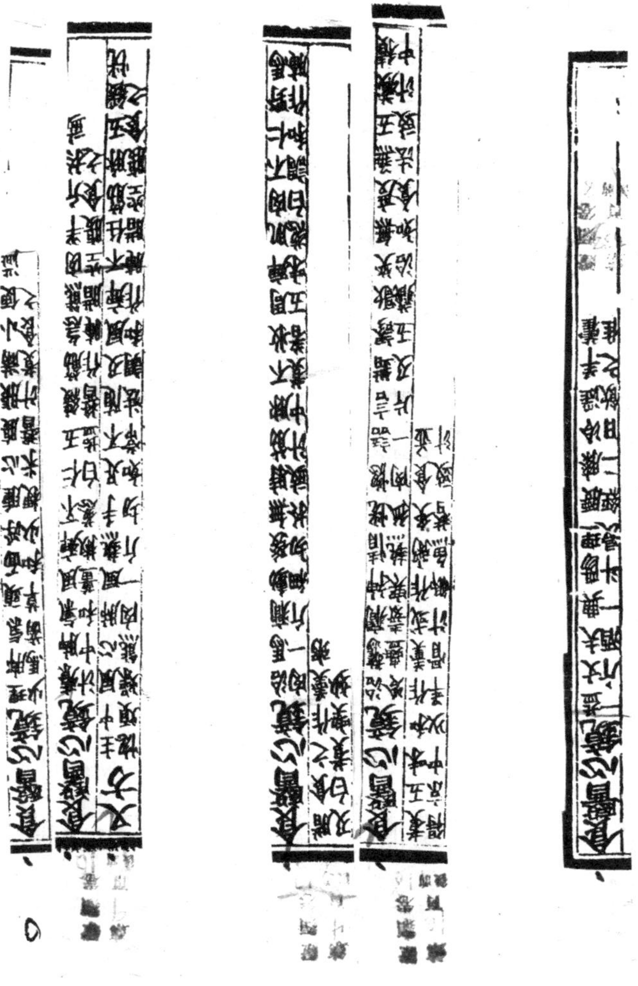

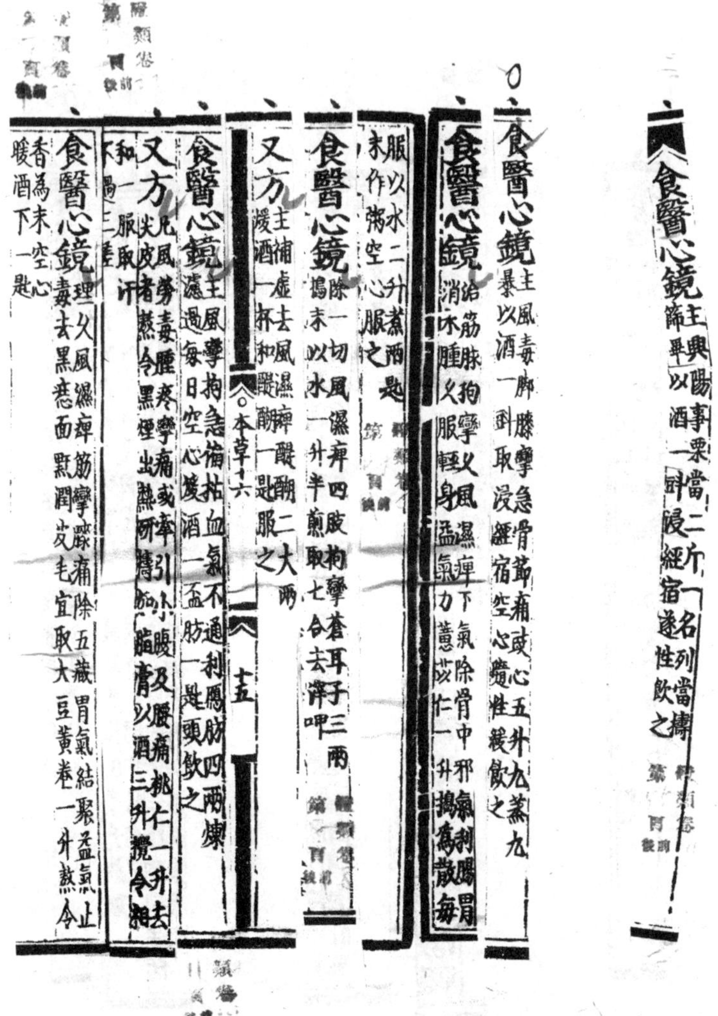

食醫心鏡主興陽事栗當二斤一名列當擣篩畢以酒一㪷浸經宿遂性飲之

食醫心鏡主風毒脚膝攣急骨節痛或心五升九蒸九暴以酒一㪷取浸經宿空心隨性緩飲之

食醫心鏡治筋脉拘攣久風濕痺下氣除骨中邪氣利腸胃消水腫久服輕身益氣力薏苡仁一升擣爲散每服以水二升煮兩匙末作粥空心服之

食醫心鏡除一切風濕痺四肢拘攣蒼耳子三兩擣末以水一升半煎取七合去滓呷

又方主補虛去風濕痺醍醐二大兩暖酒一杯和醍醐一匙服之

本草十六　十五

食醫心鏡主風攣拘急偏枯血氣不通利鴈肪四兩煉濾過每日空心暖酒一盃肪一匙頭飲之

又方凡風勞毒腫疼攣痛或牽引小腹及腰痛桃仁一升去尖皮者熬令黑煙出熱研膏似脂以酒三升攪令相和一服取汗不過三差

食醫心鏡理久風濕痺筋攣膝痛除五藏胃氣結聚益氣止毒去黑痣面䵟潤皮毛宜取大豆黃卷一升熬令香爲末空心暖酒下一匙

水氣 浮腫

卷八

食忌 下氣

食醫心鏡治十種水氣病不差垂死鱧魚一頭重一斤已上右熟取汁和冬瓜葱白作羹食之

合本草二十 丸

證類卷[illegible] 第[illegible]頁

食醫心鏡治十種水病不差垂死青頭鴨一隻治如食法細切和米并五味煑令極熟作粥空腹食之又云主水氣脹滿浮腫小便澁少白鴨一隻去毛腸湯洗饋飯半升以飯薑椒釀鴨腹中縫定如法蒸候熟食之

食醫心鏡治風水腰大臍腰重痛不可轉動冬麻子半升碎水研濾取汁米二合以麻子汁煑作稀粥着葱椒薑豉空心食之

食醫心鏡主水鼓石水腹脹身腫肥鼠一枚剥皮細切煑粥空心喫之兩頓食三兩度差

證類卷二二 第6頁 後 前

食醫心鏡理脚腫滿轉上入腹殺人豆一升水五升煑令極熟去豆適寒溫浸脚冷即重暖之

又方大豆末理胃中熱去身腫除痺消穀止脹大豆一升熬令熟杵末飲服之

又方主傷寒寒熱骨節碎痛出汗治中風面目浮腫喉咽不通安胎歸目除肝藏邪氣安中利五藏益目睛殺百藥

葉作羹粥煠作虀食之良

證類卷[illegible] 第5頁 後 前

食醫心鏡主氣喘促浮腫小便澁杏仁一兩去尖皮熬研和米煑粥極熟空心喫二合

食醫心鏡秦荻梨取和醬醋食之理心腹冷脹下氣消食空腹食之最佳

證類卷[illegible] 第[illegible]頁

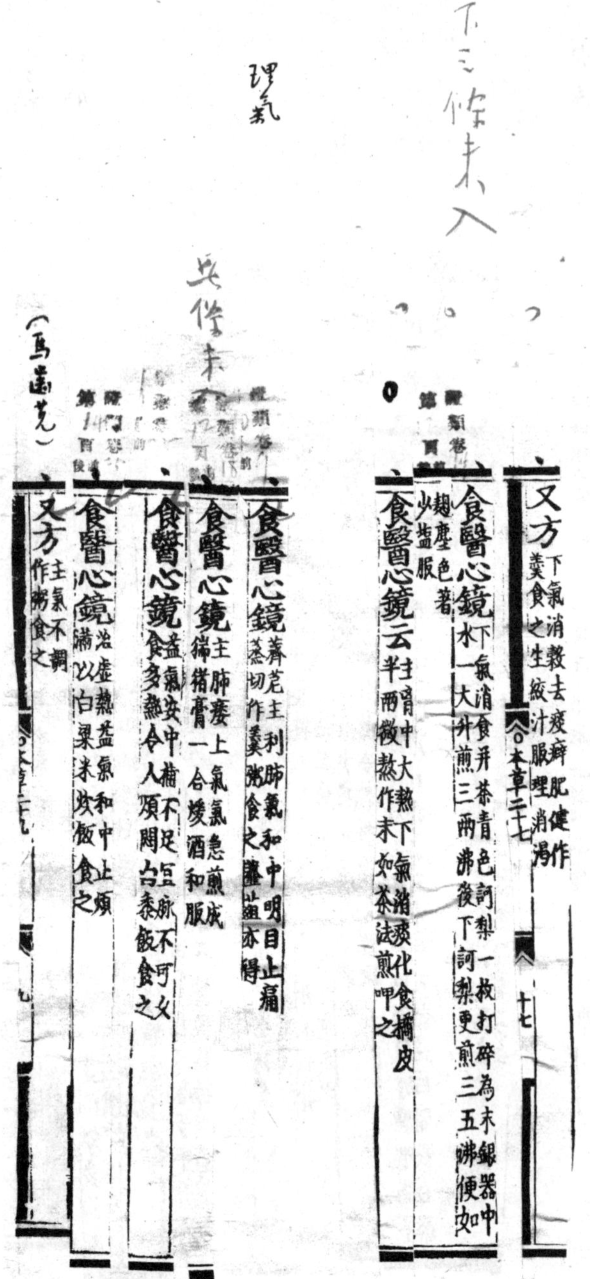

又方 下氣消穀去痰癖肥健作羹食之生絞汁服理消渴 〈本草二十七〉 十七

食醫心鏡 下氣消食幷茶青色訶梨一枚打碎為末銀器中水一大升煎三兩沸後下訶梨更煎三五沸便如麴塵色著少鹽服

食醫心鏡云 主胷中大熱下氣消痰化食橘皮半兩微熬作末如茶法煎呷之

食醫心鏡 蕪菁主利肺氣和中明目止痛蒸切作羹粥食之醬鹽亦得

食醫心鏡 主肺痿上氣氣急煎成猪膏一合煖酒和服

食醫心鏡 益氣安中補不足豆豉不可久食多熱令人頭悶白黍飯食之

食醫心鏡 治虛熱益氣和中止煩滿以白粱米炊飯食之

又方 主氣不調作粥食之 〈本草二十九〉

食醫心鏡治脾胃冷弱腸中積冷脹滿刺痛肥狗肉半斤以米鹽豉等煮粥頻喫一兩頓又方下痢臍下切痛狗肝一具洗細切米一升稀調煮粥空腹點三兩合蒜喫擣葱鹽醬佳性著之又治浮腫小便澀少精肥狗肉五斤熟蒸空腹服之又主氣水鼓脹浮腫狗肉一斤細切和米煮粥空腹喫作羹臛喫亦佳

食醫心鏡主脾胃氣虛食即汗出豬肝一斤薄起於瓦上曝令熟乾擣篩為末煮白粥布絞取汁和衆手丸如梧桐子大空心飲下五十丸日五服又主脾胃氣冷喫食嘔逆下赤白痢如麵糊腰臍切痛豬腎一對研著胡椒橘皮鹽醬椒末等拌麵似常法作餛飩熟煮空腹喫兩椀立差又主消渴日夜飲水數斗小便數瘦弱豬肚一枚淨洗以水五升煮令爛熟取二升已來去肚著少豉渴即飲之肉亦可喫又和米着五味煮粥食之佳又主水氣脹滿浮腫豬肝一具煮作羹任意下飯又主上氣咳嗽胷膈妨滿氣喘豬肉細切作餕子於豬脂中煎食之又豬肪脂四兩煮百沸以來切和醬醋食之又治一切肺病咳嗽膿血不止豬胰一具削薄竹筒盛於糖火中炮令極熟食上喫之又理腫從足始轉上入腹豬肝一具細切先布絞更以醋洗蒜虀食之如食不盡三兩頓食亦可也又理浮腫脹滿不下食心悶豬肝一具洗切作羹着葱白豉薑椒熟炙食之又以熟水煮單喫亦得又煮豬脊一雙切作生以蒜虀食之又理産後中風血氣驚邪憂悸氣逆豬心一枚切於豉汁中煮五味調和食之又治小兒驚癇發動無時豬乳汁三合以綿纏浸令兒吮之雖多尤佳又理肝藏壅熱目赤疼痛兼明目補肝氣用豬肝一具細起薄切以水淘漉出漉乾即以五味醬醋食之又理紅病經久不差或歌或笑行走不休發動無時用猳豬肉一斤煮令熟細切作膾和醬醋食之或羹粥炒任性服之又補虛氣乏去驚癇豆牙豬頭一枚治如食法煮令極熟停冷作膾以五辣醋食之

本草十八　六

辟厲辟惡

佰六十未入

噎　嗝　嘔吐

食醫心鏡 主脾胃氣弱食不消化嘔逆反胃湯飲不下粟米半升杵如粉水和丸如梧子煮令熟點少鹽空心和汁吞下

食醫心鏡 治脾胃氣冷不能下食虛弱無力鶻突羹鯽魚半斤細切起作鱠沸豉汁熱投之著胡椒乾薑蒔蘿橘皮等末空心食之

證類卷20 第21頁 前後

又方 治卒食噎以陳皮一兩湯浸去穰焙為末以水一大盞煎取半盞熱服

食醫心鏡 主噎不下食取崖蜜含微微嚥下廣利方同

證類卷20 第14頁 前後

食醫心鏡 治嘔吐百藥不差生薑一兩切如菉豆大以醋漿七合於銀器中煎取四合空腹和滓旋呷之又生薑歸五藏理傷寒頭痛去痰下氣通汗除鼻塞欬逆上氣止嘔吐去骨熱胃腸中臭氣去除風邪傷寒調和飲食湯壺居士云薑殺腹內長蟲久食令人少智惠傷心性

證類卷 第 頁 前後

又云 正月之節食五辛以辟厲氣蒜葱韭薤薑

又方 卒中惡搗韭汁灌鼻中

證類卷 第 頁 前後

小便不利

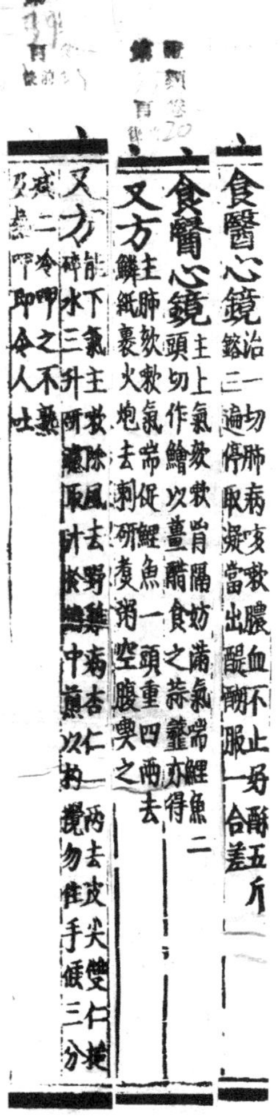

食醫心鏡 治一切肺病咳嗽膿血不止好酥五斤鎔三遍停取凝當出醍醐服一合差

食醫心鏡 主上氣欬嗽胸膈妨滿氣喘鯉魚二頭切作鱠以薑醋食之蒜虀亦得

又方 主肺欬嗽氣喘促鯉魚一頭重四兩去鱗紙裹火炮去刺研煑粥空腹喫之

又方 能下氣主欬除風去野雞病杏仁一兩去皮尖雙仁搗碎水三升研濾取汁於鐺中煎以杓攪勿住手候三分減二令呷之不熟乃熟呷下即令人吐

（雜腸草）

食醫心鏡 主水浮氣腫腹肚脹滿小便澀少水牛蹄一隻湯洗去毛如食法隔夜煑令爛熟取汁作羹蹄切空心飽食又主水氣大腹浮腫小便澀少水牛尾條洗去毛細切作腊食又極熟煑之食亦佳又牛肉一斤熟蒸以薑醋空心食又水牛皮爛煑熟切於豉汁中食之又烏犍牛尿半升空心飲之利小便又牛盛熟時卒死其腦食之生腸瘡

食醫心鏡 主小便利以一斤於豉汁中煑調和作羹食之作粥亦得

淋

便數

霍亂

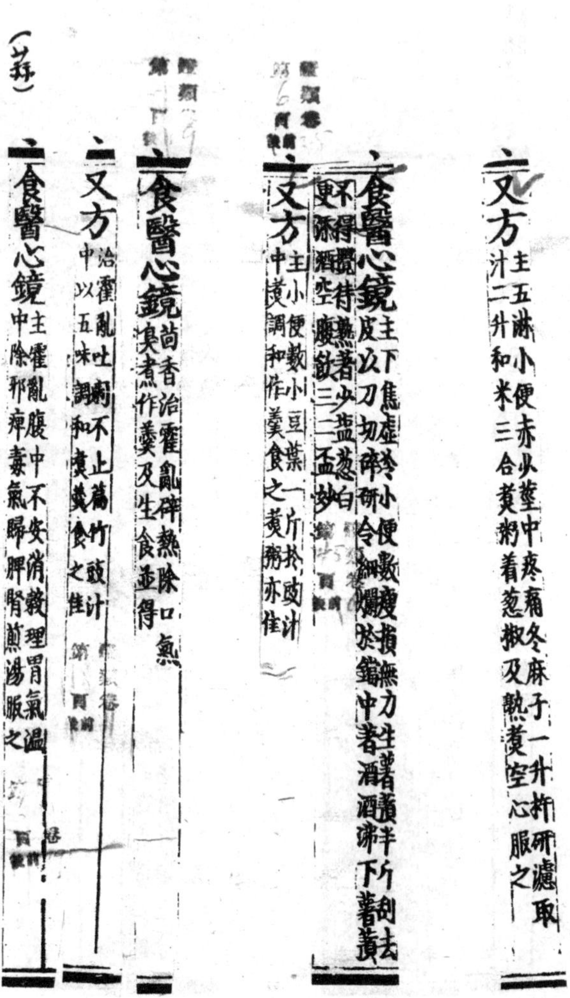
又方 主五淋小便赤少莖中疼痛冬麻子一升杵研濾取汁二升和米三合煮粥着葱椒及熟煮空心服之

食醫心鏡 主下焦虛冷小便數瘦損無力生薯蕷半斤刮去皮以刀切碎研令細爛於鐺中著酒酒沸下薯蕷不得攪待熟著少鹽葱白更添酒空腹飲三二盃妙

又方 主小便數小豆葉一斤於豉汁中煮調和作羹食之煮粥亦佳

食醫心鏡 茴香治霍亂碎熱除口氣臭煮作羹及生食並得

又方 治霍亂吐痢不止篇竹豉汁中以五味調和煮羹食之佳

食醫心鏡 主霍亂腹中不安消穀理胃氣溫中除邪痺毒氣歸脾腎煎湯服之

(山藥)

痢

(非)

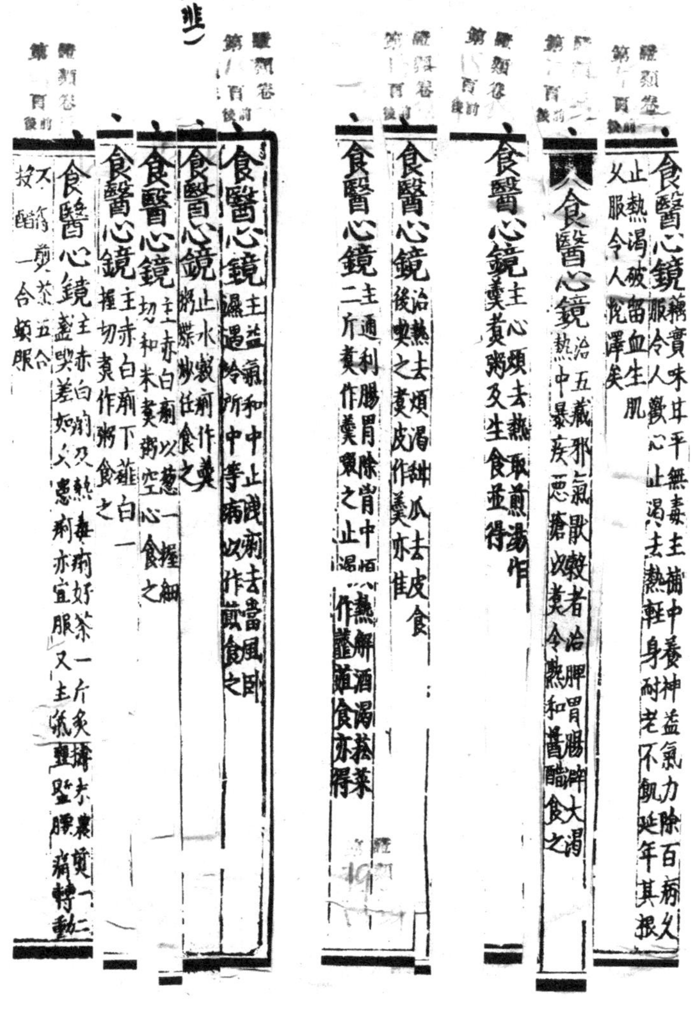

食醫心鏡 藕實味甘平無毒主補中養神益氣力除百病久服令人歡心止渴去熱輕身耐老不飢延年其根止熱渴破留血生肌久服令人悅澤矣

食醫心鏡 治五藏邪氣欬嗽者治脾胃腸澼大渴熱中暴疾惡瘡以羹令熟和醬醋食之

食醫心鏡 主心煩去熱取煎湯作羹煮粥及生食並得

食醫心鏡 治熱去煩渴甜瓜去皮食後喫之煮皮作羹亦佳

食醫心鏡 主通利腸胃除胸中煩熱解酒渴菘菜二斤煮作羹喫之止渴作薤菹食亦得

食醫心鏡 主益氣和中止洩痢去當風臥濕遇冷所中等病以作煎食之

食醫心鏡 止水穀痢作羹粥燥炒任食之

食醫心鏡 主赤白痢以蔥一握細切和米煮粥空心食之

食醫心鏡 主赤白痢下薤白一握切煮作粥食之

食醫心鏡 主赤白痢及熱毒痢好茶一斤炙搗末濃煎一二盞喫差如久患痢亦宜服又主腰痛轉動不得煎茶五合投醋一合頓服

咳

食醫心鏡主脾胃氣虛腸滑下痢以炙雞散黃雌雞一隻治如食法以炭炙之捷了以鹽醋刷之又炙令極熱
熟乾燥空腹食之又云主赤白痢食不下肥雌雞一隻治如
常法細研為臛作麵餛飩空心食之又云主消渴傷中小便
數黃雌雞一隻治如常煮令熟去雞停冷渴即飲之肉亦可
食若和米及鹽豉作粥及以五味作羹並得又云主小便數
虛冷雞腸一具治如常炒作臛暖酒和飲之又云主風寒濕
痺五緩六急烏雞一隻治如食法煮令極熟調作羹食之又
云理狂邪癲癇不欲眠臥自賢自智驕倨妄行不休安五藏
下氣白雄雞一隻煮令熟五味調和作羹粥食之又云勿食
暴雞肉殺人發直

食醫心鏡治水痢以十枚半熟者以水一升煎取一升和林檎空心食

食醫心鏡主胃脾熱中除渴止痢利小便益氣力補中輕身長年以[illegible]

食醫心鏡主除煩熱主泄痢并渴丹黍米飯食之

又方主積年上氣咳嗽多痰喘促唾膿血以子一合研煎湯食上服之

食醫心鏡主上氣咳嗽胸膈痞滿氣喘桃仁三兩去皮尖以水一升研取汁和粳米二合煮粥食之

又方主傳尸鬼氣咳嗽痃癖注氣血氣不通日漸消瘦桃仁一兩去皮尖杵碎以水一升半煑汁着米煑粥空心食
之

消渴

食醫心鏡治消渴口乾蘿蔔絞汁一升飲之則定

食醫心鏡主消渴口乾牛乳微寒補虛羸

醫類卷16 百 前後

食醫心鏡馬乳飲之止渴

醫類卷16 第 百 前後

食醫心鏡主消渴飲水無度小便多口乾渴雉一隻細切和鹽豉作羹食又云主脾胃氣虛下痢日夜不止腸滑不下食野雞一隻如食法細研著橘皮椒葱鹽醬調和作餛飩熟煮空心食之又云治消渴舌焦口乾小便數野雞一隻以五味煮令極熟取二升半已來去肉取汁渴飲之肉亦可食又云治産後下痢腰腹痛野雞一隻作餛飩食之

醫類卷 第 百 前後

食醫心鏡治消渴飲水不知足白花鴿一隻切作小臠以土蘇煎含之嚥汁

醫類卷 第 百 前後

食醫心鏡消渴飲水不知足兔頭骨一具以水煮取汁飲之

醫類卷 第 百 前後

極妙

食醫心鏡主消渴飲水日夜不止口乾小便數田中螺五升水一斗浸經宿渴即飲之每日一度易水換生螺

又方云以水三升煮取汁渴即飲之螺即任食

醫類卷 第 百 前後

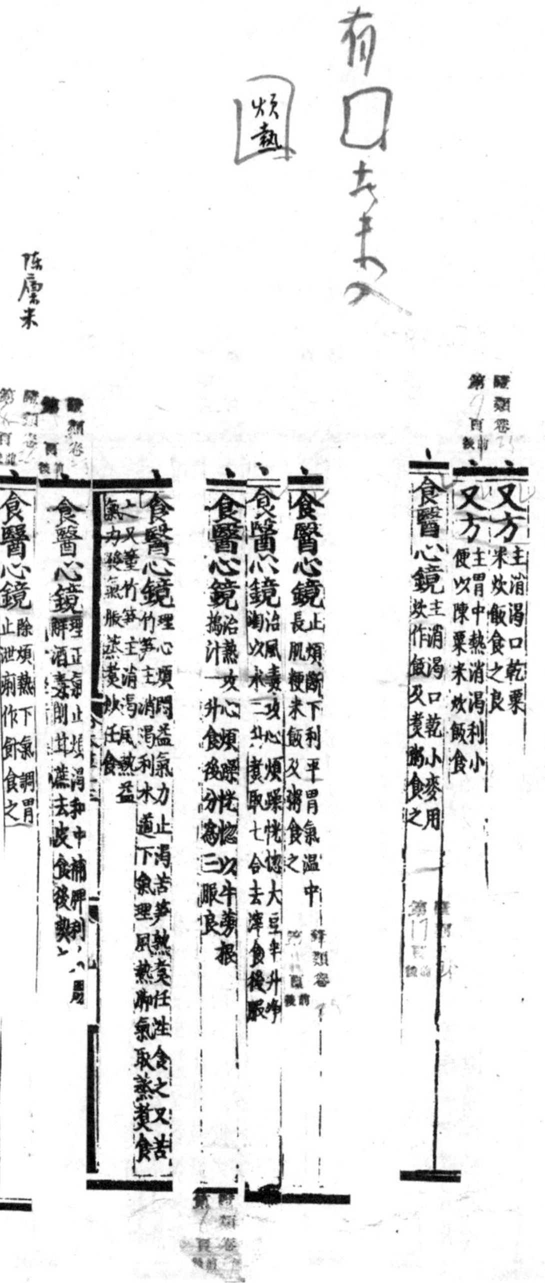

又方主消渴口乾粟米炊飯食之良

又方主胃中熱消渴利小便以陳粟米炊飯食

食醫心鏡主消渴口乾小麥用炊作飯及煑粥食之

食醫心鏡止煩斷下利平胃氣溫中長肌粳米飯及粥食之

食醫心鏡治風熱心煩躁悶以大豆半升淘以水二升煑取七合去滓食後服

食醫心鏡治熱心煩躁悶以牛蒡根擣汁一大升食後分爲三服良

食醫心鏡理心煩悶益氣力止渴苦笋熱羹任性食之又苦竹笋主消渴利水道下氣理風熱脚氣取蒸煑食

食醫心鏡理脾止泄痢渴和中補脾利小腸

食醫心鏡除煩熱下氣調胃止泄痢作飰食之

主下焦虛冷小便數瘦兼無力
羊肺一具細切內少羊肉
作羹食之藥證亦得 證類十七
葉十五

治下焦虛冷小便多數無力生薯蕷酒方
生薯蕷半斤刮去皮搗令碎用
右於鐺中著酒酒沸徹徹下薯蕷不得攪
候熟著鹽椒葱白更入酒少許空心服之
妙 主下焦虛冷小便數瘦損無力生薯蕷半斤刮去皮以刀切碎研令細爛於鐺中著酒酒沸下薯蕷不得攪待熟著少鹽葱白更添酒空腹飲三二盃妙 證類本草六葉四十五
治小便多數瘦損無力羊肺羹方右以羊肺
一具細切葱白壹握於豉汁中煮食之
又方羊肺壹具細切和少羊肉作羹食之
治止小便數小豆葉羹方右以小豆葉壹斤

作羹食之 聖惠方於豉汁中煮調和作羹食 証類廿五葉六同此下有煮粥亦佳四字

治止小便難腸菜羹方右以雞腸壹斤於豉 証類卷二十九葉十七此下云作粥亦得餘同

汁中煮調和作羹食之 聖惠方同 類聚卷百三十六大小

便門三葉七十

千金翼五卷七十六葉雞腸草治小便利 杪作臛煖酒和飲之 証類十九葉七

論五痢赤白腸滑食治諸方

赤白痢者皆由榮衛不足之腸胃虛弱冷熱之

氣乘虛入胃客風於腸間腸虛則泄然其赤

白者是熱乘於血血滲腸內則赤冷氣入腸

津液凝滯則白冷熱交爭故赤白相雜凡痢

有胃痢脾痢大腸痢小腸痢大瘕名曰後重胃痢者飲食不化色黃脾痢者腹肚脹滿泄注無度食即嘔吐大腸痢者食已窘迫大便色白腸鳴切痛小腸痢者溲便膿血小腸刺痛大瘕痢者裏急重數至圊而不能便莖中痛是腎痢也案諸方痢有三十餘種而此唯其五種者蓋是舉其宗維者

治脾氣弱大腸虛冷痢白如膿涕腰臍切痛方

下痢腸下切痛狗肝一具洗细切米一升稀调煮粥空腹点三两合蒜𩚨椒葱盐着佳性着之証類十七叢十八

鯽魚作鱠

右以橘皮胡椒時蘿蒔末熟蕕𢾾汁投鱠於中空心食之

治胃腸洩洞痢不止方

赤石脂二兩研 雲母粉二兩 麵二兩

右相和溲作餛飩熟煮食之著塩醋調和亦得

治脾胃氣虛腸滑下痢方

黄雌雞一隻治如食法

右炙椎更以塩醋刷炙之令通透熟空心
食之說熱本草卷　主脾胃氣虛腸滑下痢以炙雞散昔蹊
雞一隻治如食法以炭炙之椎了以塩刷之又炙令極熱熟
乾燥空腹食之

治脾胃氣下痢瘦方

猪肝一片　蕪荑末六分

右薄起肝糝蕪荑末麵裹更以湿紙裹煨
熟去麵空心食之

治脾胃氣虛食則嘔出猪肝丸方

猪肝一斤　薄起於瓦上爆令極乾

右擣為末煮白粥絞取汁和之衆手丸丸

主脾胃氣冷喫食嘔逆下赤白痢如麵糊腰臍切痛豬腎一對研着胡椒橘皮鹽醬椒末等搜麵似常法作餛飩熟煮空腹喫兩碗立差 証類本草十七 菜十八

梧桐子大空心飯飲下三十丸

又方 豬肝半斤薄起去上曝令極乾 野雞臆皃前肉四兩曝令乾

右搗為末以粥飲和為丸如梧桐子大空心以飲下三十丸

治腸胃冷下赤白痢鯽魚粥方

鯽魚切如鱠四兩 粳米二合

右淅米和鱠煮粥椒鹽蔥白任意食之 聖惠方神巧萬全方同

主脾胃氣虛下痢日夜不止腸滑不下食野雞一隻如食法細研著橘皮椒葱鹽醬調和作餛飩熟煮空心食之 出本草卷十九葉十又

治久痢赤白鯽魚鱠方 聖惠方 壹斤鮮鯽魚者去鱗鰓腸

作鱠蒜虀食之

治脾胃氣弱食不消化下赤白不止方

麴三片 末為 紅米二合

右煮作粥空心食之亦治小兒無辜痢

治腸滑赤白下痢白樹雞粥方

白樹雞三兩 洗擇細切一名白木耳 米二合 薤白五合 切

右相和於豉汁中煮作粥空心食之

治脾虛泄下白膿痢及水穀痢薤白粥方

薤白五合 粳米三合

右相和煮作粥，左著葱椒攪令熟，空心食之

丰赤白痢下薤白一握細切和米煮粥空心食之必效

治血痢日夜百餘行方

葛粉三兩 蜜一兩

右以新汲水四合（[illegible]二中盞）攪調，空心頓服 聖惠方

之 聖惠方介兩度服 之神巧萬全方同

治諸痢不差黍米粥方

主赤白痢食不下肥雉雞一隻
治如食法（常）細研為臛作麵餛飩
空心食之（記載卷十九）葉七

止水穀痢作羹粥煠炒任食
之（記載卷二十）卷
雉條葉

黍米二大合　蠟　羊脂各一兩

右煮黍米臨熟投蠟羊脂攪令消空心食
之

治赤白痢及血痢小便不通方

薺苨　馬齒菜擣取汁三合

右相和微煖空心頓服之

治水痢方

林檎十顆片切作

右以水一升半煮取六合林檎并汁並食

止煩斷下利平胃氣溫中長肌

粳米飯及粥食之證類廿四葉十一

主除煩熱主泄痢并渴丹黍

米飯食之證類廿葉十四

之 治水痢以十枚半熟者以水一升煎取一升和林檎空心食 證類廿三葉四十二

治赤白痢及熱毒痢方右好茶濃煎服三椀

類聚卷百四十一諸痢门 六葉七十六 痢證八十一

主赤白痢及熱毒痢好茶一斤炙搗末濃煎一二盞通喫甚次久患痢亦宜服 證類卅卷十三葉廿八

論五種痔病下血食治諸方

夫痔之所發皆由傷於風濕飲食過度房室

勞傷致使氣血流溢滲入腸間衝發下部而

成痔■其證有五牡痔則肛傍生鼠乳在外

時時膿血出也牝痔肛傍腫而出血也脉痔

肛傍痒痛而血出腸痔肛傍腫核痛發寒熱

而出血也血痔因便圊而血随出也又有因

酒因氣得之則大便難而久不已變之作瘻

也

治痔氣下血不止無力方

野鷄一隻 治如食法

右細切著少麪并椒鹽葱白調和溲作餅

炙熟和醋食之

治五痔下血不止炙鸜鵒方右以鸜鵒壹隻

聖惠方去毛羽腸肚 治洗炙令熟食之作粥亦得聖惠

主五痔下血不止去尖皮及双
仁水三升研濾取汁益減半
投米中煮粥停冷空心食之
極熟差

方作羹亦得

治五痔下血不止煮木槿花方

木槿花壹斤聖惠方半斤新者

右以少豉汁和椒鹽聖惠方有醋字葱白煮令熟

空腹食之

治痔疾下血萹竹葉羹方

萹竹葉半斤

右切於沸湯中聖惠方入豉汁中煮作羹葉鹽聖惠

方此下有醋字撥葱白調和空心食之

治痔下血不止方

桑耳半斤

右以水三升煎取二升去滓著鹽椒葱白

米糁煮作粥食之

治久患痔下血不止肛边及腹肚疼痛野猪

肉炙方右以野猪肉二斤切作炙著椒塩

葱白腤熟空心食之

治痔下血不止肛腸疼痛鱧魚鱠方右以鱧

鱼不限多少切作鱠以蒜虀食之過腤亦得

鲫鱼鲊及羹亦得衛生易簡方作羹任意食之

治五痔下血蒼耳葉羹方

蒼耳葉壹斤嫩者　米二合聖惠方粳米二合

右細切於豉汁中和米煮作羹著鹽椒聖惠方無椒葱白空心食之聖惠方作粥亦得備預百要方同

治五痔下血不止杏人粥方

杏人壹兩湯浸去皮尖及雙人擣以水三升研取汁

右以汁淅粳米聖惠方粳米二合煮粥空心聖惠方食之

治五痔下血黄耆粥方

黄耆剉六分　米三合聖惠方神巧萬全方類米二合

右以水三升聖惠方萬全方水二大盞煎黄耆取一升去滓澄清著米煮粥空心食聖惠方萬全方煮一盞半之備說百要方同

治五痔瘻瘡飯法　鰻鱺魚炙方右以鰻鱺魚肘後方去頭治如食切作炙鹽椒葱白肘後方無有醬調和食之聖惠方神巧萬全方同証類廿一葉廿引此文稍异皆至巻

治五痔瘻瘡方右以鴛鴦一隻治如食炙聖惠

方作煮令極熟細切以五辛醋食之聖惠方以五辛

和食之作羹亦好類聚卷百八十四

痔漏門三葉七十一至七十四

治妊娠脹滿方以鐵秤錘壹枚燒令赤投壹

升酒中適寒溫頓服之備預百要方同類聚卷二百二十

二婦人門十七葉三十三

論婦人妊娠諸病及產後食治諸方

凡初有娠四肢沉重胃腸痰飲不多飲食脈

理順時則是欲有娠如此但三兩月便覺不

通則結胎也其狀心憒憒頭重目眩四肢沉重懈惰不欲執作惡聞食氣歡酸鹹果實多卧少起是謂惡食其至三四月已上皆大劇吐逆不能自勝舉者便依此飲食將息既得食力體強氣盛力足養胎母便健矣

治初妊娠心中憒悶嘔吐不下食惡聞食氣頭重目眩四肢煩疼多卧少起增寒（聖惠方作惡）汗出疲乏宜食羊肉索餅方（聖惠方神巧萬全方名羊肉臛）

羊肉四兩（作臛）　麵半升（聖惠方萬全方作半兩）

右溲麵作索餅和臛調和空心食之

治妊娠胎動藏府擁塞唾吐不下食心煩躁

悶宜服鯉魚湯方

鯉魚一頭治如食　葱白一握切

右以水三升煮魚及葱令熟空心食之

治妊娠身胎動不安宜喫糯米阿膠粥方

糯米三合　阿膠四分炙搗末

右煮糯米粥聖惠方卷上書此下有臨熟二字投阿膠末

調和空心食之備預百要方同

治安胎及風寒濕痺腰脚痛方

烏雌雞一隻治如食 紅米三合聖惠方神巧萬全方糯米

右煮雞熟切肉聖惠方萬全方此下有於汁中四字和米

煮粥着鹽椒葱薑調和空心食之作羹及

餛飩索餅食之

治姙娠及胎漏下血心煩以乾丹雞索餅

方

丹雄雞一隻治如食作臛 麵壹斤

右溲麵作索餅熟煮和臛食之聖惠方神巧萬全方

壽親養老書同

治姙娠下血不止名曰漏胞胞乾胎死宜食

地黃粥方右取地黃汁三合先糯米（聖惠方神）

（巧萬金方叁合 生地黃汁糯米淨淘各壹合）壽親養老書作粥煮熟投

地黃汁攪令勻（壽老書 並同）空腹食之地黃汁

煖酒和服亦佳（備預百 要方同）

治姙娠恒若煩悶此名子煩宜喫竹瀝粥方

右以粟米三合煮粥臨熟下淡竹瀝三合

攪令勻（聖惠方 停令）空心食之（壽親養老書備 預百要方同聖）

惠方此下又若單飲竹瀝三二合亦佳

治妊娠腰痛方右以黑豆一升酒三升煮取七合去豆空心服之證類本草卷八引此文稍異

治妊娠咳嗽車釭酒方右以車釭壹枚燒令赤投壹升酒中適寒温服之聖惠方婦人大全良方同

治妊娠傷寒頭痛方

豉壹合 葱白壹握 生薑壹兩 石膏半兩

右以水壹升煎豉等四味三兩沸去滓頓服之得汗佳也

治風胎瘦痛五勞七傷虛
驚悸　白羊頭一枚燖如食
法煮令爛(極)熟切於豉
汁中五味調和之 證類十七葉十五

治妊娠損動 聖惠方 後腹痛 下血不止煩悶方右以
冬麻子壹升炒 聖惠方二 合搗碎 以水二升 聖惠方二
大研濾取汁煎兩沸分作三服 備預百要方同聖惠 證類廿四頁七引此文稍異
方煎至七分去滓分溫二服 類聚卷
二百二十七婦人門二十二葉三十二至
三十六

產後食療治

夫產生之理呼可大歟十月既足百骨拆肥
肉開解兒始能生百日之內猶尚虛羸時人
將爲一月便云平復豈不膠乎飲食失節冷

衷衷疑為東之誤

熱乖衷血氣虛損因此成疾乘餌不知更增諸疾且以飲食調理最為良工爾

治初產腹中瘀血及瘕血結痛虛損無力宜食地黃粥方

生地黃汁三合 生薑一兩取汁 粳米三合

右煮粥臨下有熟字聖惠方此下地黃生薑汁攪令勻空心服之

治產後血瘕痛惡露不多下宜喫桃人粥方

右桃人一兩去尖皮研以水濾取汁煮米

作粥食之

治産後血氣不調不能下食虛損無力方

白羊肉半斤 紅米三合

右調和五味擻葱作粥食之

治産後積血風腫補中益氣利小便冬麻子

粥方

冬麻子一升擣研以水二升取汁 紅米三合

右以麻汁和米煮粥食之

治産後中風血氣擁鬱邪盲憂恚聖惠方云憂恚悸逆猪

記𣪍作憂悸氣逆

治產後大虛羸瘦無力腹肚痛冷氣不調又腹中風汗自出
白羊肉一斤切如常法調和腤臢食之 證類 第十七

心羹方右猪心壹枚煮熟切以葱 聖惠方 葱白壹擗去鬚 細切 盐調和作羹食之入少胡椒末亦佳 聖惠方云猪心一枚切於豉汁中煮五味椒調和食之

治產後血瘕兒枕痛秤錘酒方

鐵秤錘壹枚 斧頭鉄杵亦得 酒壹升

右燒秤錘令赤投酒中良久去錘量力服

治產後虛羸無力腹肚冷 聖惠方 冷痛 血氣不調及傷風頭疼 聖惠方云頭中風冷汗出不止 羊肉腤臢方

右羊肉 聖惠方 白羊肉 壹斤切以常法調和作腤

臛食之煮羹亦得 聖惠方空心食之

治産後風虚五緩六急手足頑痹頭旋目眩及血氣不調方右黑豆一升炒以酒三升淺之一宿隨性煖服 證類廿五葉四引此，文稍異豈一条

治産後風眩瘦病五勞七傷心虚驚悸羊頭肉方右白羊頭壹枚治如法煮熟切於五味中食之

治産後虚勞百病血氣不調腹肚結痛血暈惛憒心煩躁不多下食地黄煎方

生地黃汁 藕汁壹升各 生薑汁二合 蜜四合

右相和煎如稀餳空心煖酒入壹匙服之

治產後百病血暈心煩憒憒口乾生地黃汁方

生地黃汁叁合 藕汁三合 童子小便二合

右相和煎壹兩沸分為二服

治產後赤白痢腰臍肚絞痛不下食炮豬肝方

豬肝四兩 蕪荑末壹兩

治産後下痢腰腹痛野鷄一隻
作餛飩食之 證類本草卷十九

右薄起猪肝摻蕪荑末於甪葉中溲麵裹

養老書 中五味調和 於肝葉 更以濕紙重裹五重裹 聖惠方 叠

於煻灰中炮令熟去紙及麵空心食之

治産後赤白痢臍肚痛不可忍不可下食鯽

魚粥方

鯽魚半斤 一 紅米一合 叠

右以紙各裹魚於煻灰中炮令熟去骨研

煮粥熟下鯽魚攪令勻空心食鹽葱醬如

常

猪蹄一隻原書錢
據丹波元堅輯本

治産後傷中消渴小便數腸澼下痢補五藏益氣黄雌鷄粥方

黄雌鷄壹隻治如常　紅米叁合

右切取肉和米煮粥著鹽薑葱醬食之

治産後蓐勞作寒作熱猪腎羹方 聖惠方名猪腎粥

猪腎壹雙去脂膜　紅米壹合

右著葱白薑鹽醬煮作羹喫之

治産後虚損乳汁不下猪蹄粥方 聖惠方名猪蹄羹

猪蹄一隻治如常　白米半升 聖惠方粟米叁合

治吹奶不痒不痛腫硬如石
以青橘皮二兩湯浸去皮穰
焙為末以時溫酒下神驗
鄭本卷廿三葉七

右煮令爛取肉切投米煮粥著鹽醬葱白
椒薑和食之
治產後乳汁不下閉妨痛猪肝羹方
猪肝一具切 紅米壹合 葱白 鹽豉等
右以肝如常法作羹食作粥亦得
治產後血氣不調積聚結痛兼血暈悸憒及
赤白痢馬齒粥方
馬齒菜一斤 紅米二合
右相和煮作粥食之鹽醬任情著食

栗方當是粟方

鯽魚一斤一作鱠 蒔蘿 橘皮惠惠方去瓤焙 蕪荑 乾

薑聖惠方炮 胡椒各一分作末

右以鱠投熱豉汁中良久聖惠方右豉汁中煮鱠臨熟

下諸末壽親養老書入鹽藥末 調和食之聖惠方空心食之

治産後赤白痢臍腰痛薤白粥方右以薤白

切一升聖惠方壹握 紅米三合聖惠粟方米二合 煮粥

空心食之

治産後痢腰腹肚痛野雞肉餛飩方右以野

雞壹隻治如常作餡溲麵皮作餛飩熟煮

空心食之 類聚卷二百三十八婦人門三十三葉六十九至七十五

臍病

治小兒臍汁出不止兼赤腫方

右以白石脂末回錢乾傅臍中 保童秘要每日旋熬令熱摩臍中 類聚卷二百四十一小兒门三葉十六 ◎據千金方輯

舌療

治小兒舌上瘡作白方右取羊蹄雙骨中髓

以胡粉和調傅之日可三上 類聚卷二百四十一口舌葉六十二至六十三 治小兒舌上瘡取胡粉末并猪胴骨中髓傳之日三度 證類卷五葉十四

頭面食治

治小兒髮稀乍寒乍热黄瘦無力宜喫生地黄粥方

生地黄汁一合　紅米一合

右煮作粥臨熟下地黄汁攪調和食之 類聚

卷二百四十二小兒门四葉四十五至四十六

喉痺

治小兒喉痺腫痛方右取蛇脱皮燒作灰乳汁和壹匕服之 肘後方 備預百要方同 證類廿二葉十一同

又方取露蜂房燒作灰乳汁和塗乳服之附後

孫真人千金方卷五 方同 備預百要方 逢乳哺 崔氏 類聚卷

二百四十三小兒門五葉二十六至七

治小兒數歲聖惠方四五歲不能行方取葬冢聖惠方輯

塚未開戶鹽食來以哺之日三便起行千金

翼方 聖惠方勿令人知◎據千金方輯

治小兒未行母有孕飲勝嫁羸瘦方右取伏

翼熟炙噉之日三四度 類聚卷二百四十三兒小門五葉四

七十

（嘔）治小兒壯熱嘔吐不住食驚癇
方 葛粉二大錢以水二合調
令勻瀉向鍉鑼中傾側令
遍重湯中煮令熟以糜
飲相和食之 證類八葉十 此方入末葉五條

嘔吐

治小兒嘔吐心煩熱生蘆根粥方

右生蘆根一兩淨洗以水一升煎取汁七

合去滓紅米一合於汁中煮粥食之 備預百要

方同

治小兒腸胃虛冷嘔吐及痢驚啼 聖惠 驚癇 方 人

參粥方

人參 茯苓各三分 麥門冬肆分去心 紅米壹合

右以水壹升半煎三味取汁七合去滓下

米煮粥食之 類聚卷二百四十四 小兒门六葉五十七

咳嗽

治小兒咳嗽氣急小便澀少面目浮腫冬麻子粥方 右冬麻子三合研取汁白米三合煮粥空心食之 備預百要方同

又方 嫩桑枝切三合 楮枝參合 米參合

右以水二升煎桑楮枝取汁一升去滓煮米作粥食之 備預百要方同 類聚卷二百四十五 小兒门七葉九十五

腫脹食治

治小兒水氣腹肚妨痛脹滿面目腫小便不利郁李仁粥方右郁李人四分以水八分研濾取汁以白米一合煮粥空心食之

治小兒冷氣腹肚腹滿不多下食紫蘇子粥方

右紫蘇子三合以水研濾取汁以白米二合投汁中煮粥食之 備預百要方同 類聚卷二百四十七小兒门

五十九葉

瀉痢

葉當是菜之誤

毋當是母之誤

治小兒赤白痢及水痢取毋
粉半大兩研作粉煮白
粥調空腹食之 证類卷三葉七

全漢三國六朝唐宋醫方 木宮宝

治小兒府痢垂死方 徐生馬簡方治小兒府痢久不差 右取

益母葉煮与食即差 備預百要方同 证類本草卷六葉三十引此稍有

治小兒血痢方 備預百要方 小兒腹痛血痢 右取馬齒葉

生擣絞取汁壹合和蜜一匙攪調空心食

之 小兒血痢取生馬齒莧絞汁一大合和蜜一匙空心飲之 证類卅八葉九

治小兒漏痢腹肚絞痛方右取益母草葉煮

食之 類聚卷二百五十小兒门 十二葉六十二

諸痢食治

治小兒下痢不止瘦弱雞子粥方右以雞子

治小兒疳痢痔疾以益母草葉煮粥食之取汁飲之六妙（證類卷六葉三十）

食

壹枚米（聖惠方糯米）壹合煮米作粥臨熟破雞子相和熟食之（聖惠方空腹入少醋食之）

治小兒下痢日夜數十度漸困無力黍米粥方

黍米壹合 雞子壹枚 蠟壹分細切

右煮黍米粥臨熟下雞子及蠟攪勻令熟空腹（聖惠方）愈之（類聚卷二百五十二小兒門十四葉十）

蟯虫

治小兒蟯虫下部癢方右取萹竹葉一握以

水一升煎取五合去滓空心食之 類聚卷二百五

十二小兒门十四葉五十八 证類本草

驚癇食治

治小兒心下逆氣驚癇寒熱喘息咽痛不膏

粥方

石膏四兩細米壹合

右以水三升煮石膏取壹升汁去滓下米

煮粥食之 備預百要方同

治小兒驚癇發動無時母猪乳汁方右母猪

唯多佳矣四字丹波輯本無

乳汁三合（证類作乳汁无合字）以絲綿纏浸乳汁令小兒吮之唯
多佳矣（证類十八葉又作綿絲多尤佳）類聚卷二百六十小兒门二十二葉四十九

夜啼

治小兒夜啼法 聖惠方治小兒腹痛夜啼

右人定後閉氣書臍下作田字 聖濟總録肘後方同

類聚卷二百六十小兒门二十二葉六十九

夜啼食治

治小兒夜啼小便不通肚痛漿水粥方右以

漿水煮白米二合作稀粥臨熟下葱白和

丹波輯本憒下有煩字

匀食之 門類聚卷二百六十一小兒門二十三葉七

諸熱食治

治小兒心藏風熱惛憒躁不能下食梨粥方

消梨三顆搗濾取汁 白米三合 聖惠方粳米一合

右煮粥臨熟下梨汁攪和食之

治小兒心藏風熱惛憒恍惚淡竹葉粥方

淡竹葉一握 米壹合 聖惠方有茵陳半兩

右以水一㪷 聖惠方二大盞 煮竹葉濾取汁七合

聖惠方煎取一盞 煮粥熟下竹汁相和食之

治小兒心藏風熱煩躁恍惚皮膚生瘡牛蒡
粥方右牛蒡根研濾取汁三合聖惠方奎令備預百
要方二合以白米一合煮粥熟投汁調和食之
聖惠方空腹溫溫食之
治小兒風熱吐唾壯熱頭痛驚悸夜啼乾葛
粥方右乾葛壹兩以水壹升半煎取汁去
滓下米壹合煮粥食之
治小兒壯熱嘔吐不下食葛粉湯方右葛粉
二兩以水三合相和調粉於銅沙羅中令

証類本草有医方類聚无之列記

腎労 十七 6

下焦虚冷陽事不行 十七 5

脱陽道 十七 15

腎藏虛冷腰脚不得 十七 15

目热赤痛火陽御殺 十七 15

勿食暴鶏肉殺人瘡疽 十九

牛歐甚時卒死其六腸食之生腸

癰 十七 11

遍沸湯中煮熟食之 類聚卷二百六十六

小兒门 二十八葉四

十九至 証類八葉十

五十

小兒宍热一中人惡氣 以温水研丸如雞子大以摩腮上及手足心六七遍 又摩心臍上旋旋和之了取破看有细毛弃

道中即差 — 証類本草廿五葉二十二

主瘖瘂宍热邪氣泄痢陰萎不足止渴及病源熱痛以小豆

花於豉中煮五味調和作羹食之 — 証類廿六葉七 此方入大方科

六ノ卅